Geistige Fitness erhalten – das AKTIVA-Programm

Valentina Tesky
Johannes Pantel

Geistige Fitness erhalten – das AKTIVA-Programm

Manual für Pflegende und Gruppenleiter in der Seniorenarbeit

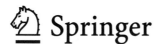 Springer

Dr. Valentina Tesky
Arbeitsbereich Altersmedizin, Institut für Allgemeinmedizin, Goethe Universität Frankfurt
Theodor-Stern-Kai 7, 60590 Frankfurt, Germany

Prof. Dr. Johannes Pantel
Arbeitsbereich Altersmedizin, Institut für Allgemeinmedizin, Goethe Universität Frankfurt
Theodor-Stern-Kai 7, 60590 Frankfurt, Germany

Die Arbeitsblätter finden Sie auf extras.springer.com
Passwort: 978-3-7091-1445-2

ISBN 978-3-7091-1445-2   ISBN 978-3-7091-1446-9 (eBook)
DOI 10.1007/978-3-7091-1446-9
Springer Wien Heidelberg Dordrecht London New York

Die Deutsche Nationalbibliothek verzeichnet diese Publikation in der Deutschen Nationalbibliografie; detaillierte bibliografische Daten sind im Internet über http://dnb.d-nb.de abrufbar.

Springer ist Teil der Fachverlagsgruppe Springer Science+Business Media
www.springer.com

Vorwort

Liebe AKTIVA-Trainerin, lieber AKTIVA-Trainer,

schön, dass Sie sich zum Kauf des Trainingsmanuals entschieden haben! Dies ermöglicht es Ihnen, älteren Menschen die AKTIVA-Inhalte näherzubringen und diese darin zu unterstützen, langfristig etwas für den Erhalt Ihrer kognitiven Fähigkeiten zu tun.

Warum war AKTIVA nötig?

Das AKTIVA-Programm wurde vor dem Hintergrund des demographischen Wandels entwickelt. Dieser führt zu einem Anstieg der älteren Bevölkerung und somit auch zu einer Zunahme von Menschen, die an schwerwiegenden kognitiven Leistungseinbußen, d. h. an Demenzen, leiden. Denn das Alter ist der größte Risikofaktor für diese Art von Krankheiten. Zum jetzigen Zeitpunkt gibt es für die meisten Demenzformen keine Heilungsmöglichkeit, es werden allerdings zahlreiche Präventionsmaßnahmen diskutiert. Ein solcher Ansatz ist das Konzept der kognitiv-stimulierenden Freizeitaktivitäten. Die Forschergruppe um R. S. Wilson aus den USA konnte nachweisen, dass eine hohe Frequenz kognitiv-stimulierender Tätigkeiten (z. B. Lesen, Schachspielen, Musizieren) das Risiko senkt, an Demenz zu erkranken. Personen, die kognitiv aktiver waren, wiesen weniger häufig kognitive Defizite oder Demenzen auf. Es wurde ebenfalls herausgefunden, dass dabei gerade auch die kognitive Aktivität im Alter, unabhängig von der kognitiven Betätigung im früheren Erwachsenenleben, ausschlaggebend für dieses positive Ergebnis war. Es ist also nie zu spät, damit anzufangen!

An diesem Punkt knüpft AKTIVA an. Das Trainingsprogramm möchte ältere Menschen dazu anregen und befähigen, vermehrt kognitiv-stimulierende Tätigkeiten auszuüben, um so das Risiko für demenzielle Erkrankungen langfristig zu reduzieren. Im Gegensatz zu strukturierten kognitiven Trainings, z. B. Gehirnjogging, sollen bei AKTIVA keine vorgegebenen Aufgaben gelöst oder geübt werden. AKTIVA versteht sich als ressourcenorientiertes Programm und basiert auf dem Konzept der freiwilligen Partizipation. Die Teilnehmer sollen sich anhand ihrer Möglichkeiten und aufgrund ihrer Interessen, z. B. früherer Hobbies, bestimmte geistig anregende Tätigkeiten aussuchen, die sie (ab jetzt) regelmäßig ausüben möchten. Es wird erwartet, dass solche Tätigkeiten, die aufgrund von Interesse und Freude ausgeübt werden, auch langfristig aufrechterhalten werden – nicht nur so lange, wie das Training andauert. Darüber hinaus soll AKTIVA die Teilnehmer befähigen, den eigenen Lebensstil dahingehend zu analysieren, ob sie potenzielle Risikofaktoren für demenzielle Erkrankungen reduzieren und sich zusätzliche Schutzfaktoren aufbauen können. Es wird nicht nur Wissen über nachlassende kognitive Fähigkeiten im Alter und deren Prävention vermittelt, sondern es erfolgt auch die Erarbeitung von Strategien zur Umsetzung von individuellen Präventionsansätzen. Die Teilnehmer sollen lernen, sich erreichbare Ziele zu setzen und durchzuführen, was sie sich vorgenommen haben. Weitere Informationen zur Entwicklung und Auswertung der ersten AKTIVA-Studie finden sich bei Tesky (2010).

Ein Einführungskapitel stellt den didaktischen Aufbau der einzelnen Sitzungen dar und gibt hilfreiche Tipps zur Umsetzung der Trainings. Im Anschluss daran werden die insgesamt neun AKTIVA-Trainingssitzungen detailliert beschrieben. Zahlreiche Materialien, die als Handout oder Arbeitsblatt an die Teilnehmer ausgegeben werden können, sind für jede Sitzung am Kapitelende zusammengestellt. Die Materialien stehen außerdem unter http://extras.springer.com zum Download bereit.

Kurzum, das AKTIVA-Training basiert auf den Stufen:

1. Wissensvermittlung,
2. Individuelle Bestandsaufnahme,
3. Motivationsförderung und Umsetzung.

Mit diesem Manual halten Sie einen praktischen Leitfaden in der Hand, um das AKTIVA-Training in Ihrem beruflichen Umfeld erfolgreich umzusetzen.

Bitte beachten Sie, dass alle im Manual verwendeten Personenbezeichnungen gleichermaßen die männliche und weibliche Form umfassen. Die Autoren wünschen Ihnen viel Spaß und Erfolg bei der Planung und Umsetzung Ihres AKTIVA-Trainings.

Unser herzlicher Dank gilt der BHF-Bank-Stiftung, die unsere Arbeit von Beginn an unterstützt haben, den Kooperationspartnern Bürgerinstitut Frankfurt, Frankfurter Verband für Alten- und Behindertenhilfe e.V., Deutsches Rotes Kreuz Frankfurt, Caritasverband Frankfurt, HIWA Frankfurt, Arbeiterwohlfahrt Frankfurt, Pfarrer-Münzenberger-Haus der Franziska Schervier Altenhilfe und dem Kurt-Steinbrecher-Haus in Darmstadt, den Projektpartnern Prof. Dr. Dr. Winfried Banzer, PD Dr. Lutz Vogt, Dr. Christian Thiel, Anna Stenik, Linda Meroth und Huoung Tran der Abteilung Sportmedizin des Instituts für Sportwissenschaften, allen bisherigen AKTIVA-Teilnehmern sowie ganz besonders Dr. Julia Haberstroh, Sandra Sahlender, Marion Jakob, Anne Kümmel, Maria-Christina Nimmerfroh, Gülcan Topyürek, Dr. Judith Franzmann, Dr. Katharina Krause, Arthur Schall, Kerstin Bindel, Sonja Onufszak, Alessandra Bähr, Mirjam Mohamed, Nervin Herrmann, Ines Roth, Dr. Silke Matura, Dr. Tarik Karakaya, Fabian Fußer, Ruth Müller und Anna-Maria Musella.

Valentina Tesky
Johannes Pantel
Frankfurt am Main, im Februar 2013

Inhaltsverzeichnis

Das Trainingsprogramm AKTIVA – Aufbau und Rahmenbedingungen

V. Tesky, J. Pantel, *Geistige Fitness erhalten – das AKTIVA-Programm*,
DOI 10.1007/978-3-7091-1446-9_1, © Springer-Verlag Wien 2013

AKTIVA ist ein Trainingsprogramm, welches gleichzeitig aufklärt und aktiviert. Im Folgenden werden nun die Struktur und Prinzipien beschrieben, nach denen alle Sitzungen aufgebaut sind.

Das Training ist inhaltlich in 4 Bereiche – Theorie, Beratung, Selbsterfahrung und Wiederholung – gegliedert, die in insgesamt 9 Sitzungen behandelt werden.

> **Aufbau von AKTIVA**
> - Theorieteil
>   - Sitzung 1: Basissitzung und Kennenlernen
>   - Sitzung 2: Informatinen über Demenz
> - Beratungsteil
>   - Sitzung 3: Ziele setzen
>   - Sitzung 4: Kognitive Freizeitaktivitäten
>   - Individuelle Beratungen
> - Selbsterfahrungsteil
>   - Sitzung 5: Motivation
>   - Sitzung 6: Veränderungen im Alter
>   - Sitzung 7: Selbstbeobachtung und Bewertung
> - Wiederholungsteil
>   - Sitzung 8: Auffrischung Teil 1
>   - Sitzung 9: Auffrischung Teil 2

1.1   Gruppengröße

Die AKTIVA-Sitzungen finden in Kleingruppen statt, idealerweise mit einer Gruppengröße von 8–12 Personen. Das Ziel des Trainings ist es, durch die Vermittlung von neuen Erkenntnissen und Einsichten das Verhalten der Teilneh-

mer in eine ganz spezielle Richtung zu lenken – in diesem Fall, einen aktiven und demenzpräventiven Lebensstil auszuüben. Zum Erreichen des Ziels steht nur ein beschränkter Zeitraum (d. h. die einzelnen Sitzungstermine) zur Verfügung. Die Gruppe sollte so klein sein, dass alle den Mut haben zu sprechen, und so groß, dass genügend Meinungen vertreten sind (u. a. Birkenbihl 2011).

1.2   Aufbau der Sitzungen

1.2.1   Übersichtstabelle

Jede Sitzung beginnt mit einem Überblick. Darin gibt eine Übersichtstabelle Auskunft über den theoretischen Ablauf der Sitzung. Sie beschreibt den Inhalt, führt Literaturquellen auf, nennt das Lernziel und die Sozialform und gibt an, wie lange die einzelnen Elemente dauern und welche Materialien benötigt werden. Diese Tabelle dient als theoretisches Gerüst (Beispiel in ▢ Tab. 1.1).

1.2.2   Moderatorentabelle

Eine weitere Tabelle gibt für jede Sitzung Anregungen, wie der Moderator die einzelnen Themen ankündigen bzw. vermitteln kann (Beispiel in ▢ Tab. 1.2). Die Moderationsbeispiele (in Kursivschrift) dienen als Orientierung und müssen nicht wörtlich verwendet werden. Zusätzlich ist in einer Spalte aufgeführt, welche Materialien hier für die einzelnen Elemente gebraucht werden (Flipchart, Handouts etc.). Die meisten Sitzungsmaterialien und Vorlagen, wie

▢ **Tab. 1.1** Beispiel für die Übersichtstabelle

Zeit (min)	Inhalt	Literatur	Sozial- form	A/P	Lernziel	Methode	Umsetzung	Material
5	Begrü- ßung und Ablauf vorstellen		Plenum	P	Struktur, Interesse wecken	Frontale Darbietung, Ansprache	Moderator stellt Tagesordnung und Zielsetzung der Sitzung vor	– FC

A aktives Element; *FC* Flipchart; *P* passives Element.

▢ **Tab. 1.2** Beispiel für die Moderatorentabelle

Zeit (min)	Inhalt	Materialien	Moderationsbeispiele
5	Begrüßung und Ablauf vorstellen	– Flipchart – Kärtchen – Stifte – Tesa – Namensschilder zum Anstecken	*Liebe Teilnehmerinnen und Teilnehmer, ich möchte Sie heute zu unserer ersten AKTIVA-Sitzung begrüßen und freue mich sehr, dass Sie alle gekommen sind. Ich habe mir für unsere Sitzungen überlegt, dass ich Ihnen am Anfang auf einer Übersicht immer den Ablauf präsentiere, damit Sie sich darauf einstellen können, was Sie heute erwartet.*

z. B. Coaching-Kärtchen oder die Teile der Infobroschüre, sind im Anhang zu jeder Sitzung enthalten. In der Tabelle steht dafür dann ein Verweis in der Form „▶ Material 1.1". Zusätzlich stehen sie unter http://extras.springer.com zum Download bereit (▶ Abschn. 1.3).

1.2.3 Themen der Sitzung

Das Überblicks-Flipchart zu Anfang der Sitzung vermittelt den Teilnehmern, welche Themen in der Sitzung behandelt werden. Für jede Sitzung sind diese Themen auf einem Flipchart-Bogen notiert. So bekommen die Teilnehmer einen Eindruck vom Ablauf der Sitzung und wissen, was auf sie zukommt.

Für alle Sitzungen gilt: Immer wenn es einen Überblick, eine Wiederholung, einen Ausblick gibt, sind die unter ▶ „Themen" aufgeführten Punkte auf ein Flipchart zu übertragen und mündlich vorzutragen. Ziel ist es, dass die Teilnehmer immer wissen, wie viele Punkte es in welcher Reihenfolge gibt. Dies dient der Orientierung für die Teilnehmer.

Dieses Überblicks-Flipchart sollte dann jeweils separat aufgehängt oder gestellt werden, so dass es immer im Blick ist. In einigen Sitzungen werden weitere Aufgaben und Übungen am Flipchart gemacht, so dass der Leitfaden der Sitzung dann verblättert werden würde.

■ **Feste Bestandteile jeder Sitzung**
In der ersten Sitzung (▶ Kap. 2) werden einige Trainingselemente eingeführt, die von da an fester Bestandteil jeder Sitzung sind:
— Wochenprotokoll,
— Buch/Ereignis der Woche,
— Ausblick auf die nächste Sitzung,
— Blitzlicht.

Ebenso werden zu Beginn jeder Sitzung die Inhalte der jeweils letzten Sitzung kurz wiederholt.

1.2.4 Lehr- und Lernmethoden

In den einzelnen Sitzungen kommen verschiedene Lehr- und Lernmethoden zum Einsatz. So gibt es z. B. Vorträge, Metaplanabfragen oder Rollenspiele.

■ **Vorträge**
Meist folgt auf den Überblick ein Vortrag. Um den Vortrag zu strukturieren, werden die einzelnen Überschriften bzw. Gliederungspunkte ebenfalls auf das Flipchart übertragen. Der Vortrag soll dann allerdings vom Trainer frei gehalten werden. Abschnitte in *Kursivschrift* sind als Formulie-

rungsvorschläge zu verstehen. Zusätzlich kann der Vortrag durch Modelle, Diagramme oder Abbildungen bereichert werden. Diese sind im Manual abgebildet und sollen ebenfalls auf das Flipchart übertragen werden. Es ist günstig, den Teilnehmern Handouts mit diesen Abbildungen auszuteilen, auf dem sie sich dann Notizen machen können. Manchmal wird ein Vortragsthema durch eine Gruppen- oder Partnerübung unterbrochen, damit sich aktive und passive Phasen abwechseln.

Vor oder während eines Vortrags lässt sich auch immer gut Vorwissen abfragen. So ergibt sich schnell, über welches Wissen die Teilnehmer schon verfügen oder welche Punkte besonders zu berücksichtigen sind.

■ **Metaplantechnik**
Bei dieser Art der Pinnwandmoderation beschriften die Teilnehmer bunte Kärtchen (z. B. Abfrage von Erwartungen an AKTIVA: Was möchten Sie? Was möchten Sie auf keinen Fall?) und diese werden dann an die Wand gepinnt. Das Ankleben an die Wand kann zunächst ungeordnet passieren oder gleich unter die Oberbegriffe gruppiert werden. Hier wird das Vorwissen aktiviert oder eine Ideensammlung durchgeführt.

■ **Rollenspiele**
Rollenspiele sollen die Aufmerksamkeit für das Thema wecken und eine emotionale Beteiligung anregen. Rollenspiele sind aktivierend und bieten die Möglichkeit, Situationen zu erleben und Verhalten zu üben. Sie erleichtern es, sich in andere hineinzuversetzen, wobei alle Teilnehmer involviert werden können. Es lassen sich differenzierte Argumentationen üben, und wenn die Rollen vorgegeben werden, fällt es meist leicht, Argumente zu finden.

1.2.5 Aktive und passive Phasen

Aktive und passive Elemente innerhalb der Sitzung wechseln sich ab. Auf eine passive Phase, in der die Teilnehmer nur „konsumieren" (z. B. einem Vortrag zuhören), folgt eine aktive Phase, in der die Teilnehmer etwas tun sollen (Erfahrungsaustausch, Rollenspiel, Diskussion etc.) (Birkenbihl 2011).

1.2.6 Sozialformen

Im Training wird zwischen verschiedenen Sozialformen, u. a. Kleingruppenübungen, Einzelarbeit und Gruppendiskussion, abgewechselt. Zum Beispiel lässt es sich in der Kleingruppe intensiver üben, wohingegen in der Gesamtgruppe eher verschiedene Sichtweisen aufgedeckt werden können (Perels et al. 2008).

Ausführliche Beschreibungen sowie weitere Lehr- und Lernmethoden finden sich bei Perels et al. (2008) und Haberstroh u. Pantel (2011).

1.2.7 Pause

Die Pause kann flexibel eingesetzt werden. Wenn die Teilnehmer keine brauchen, kann sie weggelassen bzw. zu einem anderen Zeitpunkt gehalten werden, wenn es sinnvoll erscheint. Meistens halten die Teilnehmer die Zeit aber auch ohne Pause sehr gut durch.

1.2.8 Ausblick auf die nächste Sitzung

Der Ausblick soll die Teilnehmer über die folgende Sitzung informieren. Dadurch soll das Interesse geweckt werden, auch das nächste Mal wiederzukommen. Die Themen sind auch wieder auf ein Flipchart zu notieren.

1.2.9 Blitzlicht

Am Ende jeder Sitzung wird zum Abschluss ein sogenanntes Blitzlicht durchgeführt. Jeder Teilnehmer fasst in ein bis zwei Sätzen zusammen, was er aus der Sitzung mitnimmt oder wie es ihm jetzt geht. Die Aussagen der Teilnehmer werden nicht kommentiert.

1.2.10 Infobroschüre

Am Ende jeder Sitzung bekommen die Teilnehmer noch eine Zusammenfassung der in der Sitzung bearbeiteten Themen als Handout. Dies kann mit nach Hause genommen werden, um die Sitzung noch einmal zu rekapitulieren. Auf dieser Zusammenfassung findet sich auch das Zitat der jeweiligen Sitzung wieder. Dabei handelt es sich um „Lebensweisheiten" oder Sprichwörter, die das Thema der jeweiligen Sitzung beleuchten. Am Ende des Trainings ergibt sich aus den einzelnen Teilen eine vollständige Infobroschüre, auf die immer wieder zurückgegriffen werden kann.

1.3 Präsentation und Materialien

■ **Powerpoint-Präsentation**
Das ursprüngliche AKTIVA-Training wurde mit Darstellungen am Flipchart durchgeführt. Sie haben aber die Möglichkeit, Powerpoint-Präsentationen individuell zu gestalten und damit das Training durchzuführen. Je nachdem, welche Präsentationsform Ihnen lieber ist.

■ **Materialien**
Die Arbeitsmaterialien, die als Handout oder zur direkten Bearbeitung an die Teilnehmer ausgeteilt werden können, sind für jede Sitzung im jeweiligen Kapitel zusammengestellt, durch einen Verweis (z. B. ▶ Material 1.1) wird dann direkt auf das entsprechende Material verwiesen. Die meisten Vorlagen sind außerdem online verfügbar. Ihre Verwendung wird in den Übersichtstabellen durch folgende Symbole gekennzeichnet:

📖 Dieses Symbol erscheint, wenn an die Teilnehmer ein Handout ausgeteilt werden soll. Dies kann Informationsmaterial sein oder auch Arbeitsmaterial, das direkt ausgefüllt werden soll.

🌐 Dieses Symbol erscheint bei Materialien, die online unter http://extras.springer.com abgerufen und heruntergeladen werden können.

Auch im Text bei der Erläuterung der einzelnen Themen erscheint das „Handout-Symbol" immer dann, wenn Materialien an die Teilnehmer verteilt werden sollen.

■ **Hinweise zur Beschriftung der Flipcharts**
Wichtig ist, dass die Flipcharts nicht zu klein beschrieben werden und dass eine Strukturierung sichtbar wird. Informationen sollten am besten in Form von Stichworten notiert werden. Darauf achten, in eckiger Druckschrift zu schreiben und dabei kleine Abstände zwischen den Buchstaben und große zwischen den Wörtern zu lassen. Haberstroh und Pantel (2011, S. 108) empfehlen, bei kariertem Papier für eine Zeile 3 Karoreihen zu nutzen. Die Buchstaben setzen auf der mittleren Karoreihe auf. Buchstaben, die nach oben (wie b, k, t) oder unten (wie p, q) fortgesetzt werden, nutzen die obere bzw. untere Karoreihe zur Hälfte.

1.4 Tipps für den Trainer

Der Trainer hat zwei Aufgaben zu erfüllen: Er soll
— Wissen und Strategien vermitteln und
— die Beiträge der Teilnehmer moderieren.

Es geht bei AKTIVA nicht nur um die reine Wissensvermittlung, gegenseitiger Erfahrungsaustausch hat ebenfalls einen großen Stellenwert. Die Teilnehmer sollen sich einbringen; sie sollen von Erlebnissen berichten. Dadurch werden die Sitzungen lebendig und jeder Teilnehmer wird wertgeschätzt. Wichtig ist, dass der Trainer darauf achtet, dass alle zu Wort kommen, die dies möchten, und nicht ein Teilnehmer alle Redezeit für sich beansprucht.

Die Gruppenregeln sollen den Teilnehmern Sicherheit geben. Alles, was im Rahmen der Sitzungen berichtet wird, wird nicht nach außen getragen (Prinzip der Vertraulichkeit). Jeder Teilnehmer soll zu Wort kommen und derjenige, der spricht, wird nicht unterbrochen. Wichtig sind auch Pünktlichkeit und regelmäßige Teilnahme. Selbstverständlich lassen sich auch die Teilnehmer befragen, was sie zusätzlich an Regeln brauchen, um sich in einer Gruppe wohl zu fühlen. Diese Gruppenregeln können zu Beginn der ersten Sitzung vorgetragen werden oder können, auf einem Flipchart notiert, an der Wand hängen, so dass sie für alle sichtbar sind.

In jeder Gruppe gibt es meist einen Teilnehmer, der mit seiner herausfordernden Art (indem er z. B. andere nicht zu Wort kommen lässt oder die Beiträge der anderen nicht würdigt) besondere Aufmerksamkeit von Seiten des Trainers benötigt. Haberstroh und Pantel (2011) empfehlen in diesem Fall, die Teilnehmer zu schützen, die von anderen angegriffen werden. Hierfür soll auf die Einhaltung der Gruppenregeln hingewiesen werden. Der Trainer soll sich auch nie auf Machtkämpfe einlassen, sondern gegensätzliche Meinungen generell anerkennen, jedoch keine inhaltliche Wertung abgeben.

■ **Und los geht's!**

Eine gute Vorbereitung ist das A und O eines erfolgreichen Trainings. Auf alles kann man sich jedoch nicht vorbereiten. Die Teilnehmer bleiben ein unbekannter Faktor – bis zum ersten Zusammentreffen. Aber es ist beruhigend zu wissen, dass auch die Teilnehmer am Anfang nicht wissen, was auf sie zukommt.

Wichtig ist, dass das erste Zusammentreffen so angenehm wie möglich gestaltet wird. Denn es gibt keine zweite Chance für den ersten Eindruck. Schmidt (2007) empfiehlt, ein Willkommensplakat zu schreiben – ein Plakat, das die Teilnehmer begrüßt und so gleich eine gute Stimmung erzeugt.

Auch wenn AKTIVA nicht als schulischer Frontalunterreicht zu verstehen ist, empfiehlt es sich doch, die Teilnehmer an Tische zu setzen. Es gibt immer wieder etwas zu schreiben oder zu notieren, und das geht an einem Tisch nun mal leichter.

■ **Eine allerletzte Empfehlung**

Viele nützliche Tipps und Anregungen des AKTIVA-Programms wurden bereits im Ratgeber „Geistig fit in jedem Alter – Wie man mit der AKTIVA-Methode Demenz vorbeugen kann" von Johannes Pantel (2009) zusammengefasst. Dieses Buch ermöglicht es, im Rahmen der individuellen Lektüre konkrete Anregungen für einen demenzpräventiven Lebensstil zu erhalten. Die zukünftigen AKTIVA-Trainer können sich mit Hilfe dieses Buches umfassend über Gedächtnisstörungen und Demenz informieren und weitere wissenschaftlich belegte Informationen zu Schutz- und Risikofaktoren für den Erhalt der geistigen Fitness erhalten.

Selbstverständlich können die Trainer ihren Teilnehmern dieses Buch ebenfalls ans Herz legen; es empfiehlt sich jedoch, dies erst nach Abschluss des Trainings zu machen. Ansonsten besteht die Möglichkeit, dass die Teilnehmer zu sehr vorgearbeitet haben und viele Übungen schon kennen.

Sitzung 1: Basissitzung und Kennenlernen

V. Tesky, J. Pantel, *Geistige Fitness erhalten – das AKTIVA-Programm*,
DOI 10.1007/978-3-7091-1446-9_2, © Springer-Verlag Wien 2013

2.1   Überblick

Zielsetzung
In dieser 1. Sitzung sollen die Teilnehmer sich kennenlernen und einen Einblick in AKTIVA bekommen, Fragen stellen und das Gefühl bekommen, dass ihre Teilnahme etwas nützt und Freude bereitet. Sie sollen sich der AKTIVA-Gruppe zugehörig fühlen und auch erklären können, worum es bei dem Training geht (◻ Tab. 2.1, ◻ Tab. 2.2).

◻ Tab. 2.1 Übersicht: Sitzung 1

Zeit (min)	Inhalt	Literatur	Sozialform	A/P	Lernziel	Methode	Umsetzung	Material
5	Begrüßung und Vorstellung des Ablaufs		Plenum	P	Struktur Interesse wecken	Frontale Darbietung, Ansprache	Moderator stellt Tagesordnung und Zielsetzung der Sitzung vor	– FC mit Tagesordnung – Zitat der Woche und Zielsetzung – Namensschilder zum Anstecken
15	Kennenlernen	Perels et al. 2007	Plenum	A	Auflockerung	Sitzkreis	Teilnehmer stellen sich gegenseitig mit ein paar Worten vor	– Kärtchen mit Begriffen
5	Erwartungen der Teilnehmer sammeln	Perels et al. 2007	Plenum	A	Erwartungen der Teilnehmer erfahren	Metaplantechnik	Aktivierung der Teilnehmer durch lockere Informationssammlung	– Rote und grüne Kärtchen – Stifte – Tesa
10	Vorstellung von AKTIVA Erwartungen an die Teilnehmer formulieren		Plenum	P	Eigene Erwartungen mit denen von AKTIVA vergleichen Wissen, worum es geht und was nicht behandelt wird Teilnehmer sollen Ziele und Ablauf von AKTIVA verstehen	Frontale Darbietung, Ansprache	Moderator stellt AKTIVA vor und geht auf die notierten Erwartungen ein; sagt, was AKTIVA bieten kann und was nicht	– Vortrag – FC – Gelbe Kärtchen – Handout „Übersicht AKTIVA", ▶ Material 1.1 (◻ Abb. 2.1) 📖 🌐
5	Pause			A	Auflockerung			
5	Vorstellung der Eisbox		Plenum	P	Prinzip der Eisbox verstehen	Frontale Darbietung, Ansprache	Moderator führt die Eisbox ein	– FC mit Eisbox, ▶ Material 1.2 (◻ Abb. 2.2) 🌐
15	Vorstellung: Buch, Ereignis und TV-Sendung der Woche		Plenum	P/A	Verstehen, was innerhalb dieses Elements vorgetragen werden soll	Frontale Darbietung, Ansprache	Moderator erklärt Ablauf dieses Elements Festlegung der Termine	– Schema für die Teilnehmer, nach denen sie Buch und Sendung klassifizieren, ▶ Material 1.3 (◻ Abb. 2.3) 📖 🌐 – Zeitplan, ▶ Material 1.4 (◻ Abb. 2.4) 🌐 – Lose

◻ **Tab. 2.1** *(Fortsetzung)* Übersicht: Sitzung 1

Zeit (min)	Inhalt	Literatur	Sozialform	A/P	Lernziel	Methode	Umsetzung	Material
10	Abfrage des Vorwissens: Was ist Selbstbeobachtung?		Plenum	A	Stand des Wissens erfassen	Zuruffrage, Abfrage des Vorwissens	Was fällt Ihnen dazu ein? Was könnte das sein?	– FC
15	Vorstellung des Modells der Selbstregulation Vorstellung der Wochenprotokolle	Landmann u. Schmitz 2004 Stroß 2001 Landmann 2005 Kubowitsch 2006	Plenum	P	Monitoring verstehen und anwenden können	Frontale Darbietung, Ansprache	Moderator erklärt Wichtigkeit von Selbstbeobachtung und klärt über den Ausfüllrhythmus der Wochenprotokolle auf (jede Woche in der Sitzung), erklärt Modell der Selbstkontrolle	– FC – Modell der Selbstregulation als Handout, ▶ Material 1.5 (◻ Abb. 2.5) 📖 🌐 – Wochenprotokolle, ▶ Material 1.6 (◻ Abb. 2.6) 📖 🌐
5	Ausblick auf die nächste Sitzung		Plenum	P	Struktur	Frontale Darbietung, Ansprache	Moderator gibt Ausblick auf die nächste Sitzung	– FC
10	Blitzlicht		Plenum	A	Abschluss der Sitzung	Austausch	Jeder Teilnehmer sagt einen Satz zur Sitzung	
100	Ende							
	Verteilen der Infobroschüre				Inhalte der Sitzung vertiefen	Einzelarbeit zu Hause		– Infobroschüre, ▶ Material 1.7 (◻ Abb. 2.7) 📖 🌐

A aktives Element; *FC* Flipchart; *P* passives Element.

◻ **Tab. 2.2** Moderatoranweisungen für Sitzung 1

Zeit (min)	Inhalt	Materialien	Moderationsbeispiele
5	Begrüßung und Vorstellung des Ablaufs	– FC mit Tagesordnung – Zitat der Woche und Zielsetzung – Namensschilder zum Anstecken – Themen der 1. Stunde auf FC schreiben	*Liebe Teilnehmerinnen und Teilnehmer, ich möchte Sie heute zu unserer ersten AKTIVA-Sitzung begrüßen und freue mich sehr, dass Sie alle gekommen sind. Ich habe mir für unsere Sitzungen überlegt, dass ich Ihnen am Anfang auf einer Übersicht immer den Ablauf präsentiere, damit Sie sich immer darauf einstellen können, was Sie heute erwartet.* *Zusätzlich erhalten Sie am Ende jeder Sitzung eine kurze Zusammenfassung, in der die wichtigsten Punkte der Sitzung nochmal zum Nachlesen aufgeschrieben sind. Außerdem wird jede Sitzung von einem Zitat begleitet. Dieses Zitat steht ebenfalls auf der Zusammenfassung, die ich Ihnen austeile.* *In der heutigen Sitzung, die eine Basis- bzw. Informationssitzung ist, möchte ich mit Ihnen Folgendes zusammen bearbeiten:* *1. Wir stellen uns einander vor und lernen uns kennen.* *2. Sie teilen mir Ihre Erwartungen mit, die Sie an AKTIVA haben.* *3. Ich gebe Ihnen nochmal Informationen zu AKTIVA und nenne Ihnen meine Erwartungen an Sie.* *4. Sie lernen die Eisbox kennen.* *5. Sie lernen das Buch/Ereignis der Woche kennen.* *6. Sie erfahren, was Selbstbeobachtung ist.* *7. Ich gebe Ihnen einen Ausblick auf die nächste Stunde.*

◻ **Tab. 2.2** *(Fortsetzung)* Moderatoranweisungen für Sitzung 1

Zeit (min)	Inhalt	Materialien	Moderationsbeispiele
15	Kennenlernen	– Kärtchen mit Begriffen	*Ich möchte gerne, dass sich jetzt jeder ein Kärtchen mit einem Begriff aussucht, von dem er denkt, dass der Begriff ihn beschreibt oder gut zu ihm passt. Wenn Sie sich die Kärtchen mit einem Begriff rausgesucht haben, sollen Sie Ihre Wahl kurz begründen und dann noch ein paar Worte zu Ihrer Person sagen.* *Beispiel: Ich habe mir das Kärtchen mit dem Begriff „Gebirge" ausgesucht. Ich gehe im Winter nämlich gerne Skifahren und ich finde, es ist auch ein erhebendes Gefühl, von dem Gipfel alles zu überblicken. Außerdem suche ich im Leben gerne Herausforderungen, und so ein Berg stellt doch immer eine Aufgabe dar…*
5	Erwartungen der Teilnehmer sammeln	– Rote und grüne Kärtchen – Stifte – Tesa	*Als Nächstes würde ich jetzt gerne von Ihnen erfahren, was Sie sich von unseren Sitzungen erhoffen. Dazu schlage ich vor, dass sich jetzt jeder ein rotes und ein grünes Kärtchen nimmt. Auf die grünen Kärtchen schreiben Sie eine Sache, die Sie hier erfahren wollen oder machen möchten. Auf das rote Kärtchen notieren Sie das, was Sie auf keinen Fall wollen. Sie können auch mehrere Sachen notieren, und wenn Ihnen zu einer Karte gar nichts einfällt, ist das auch nicht schlimm. Wenn Sie das aufgeschrieben haben, geben Sie die Kärtchen verdeckt nach vorne und ich klebe sie an.* Der Moderator ordnet die Kärtchen schon nach Themen an und gibt eine kurze Rückmeldung zum Inhalt der Karten, welche Erwartungen AKTIVA erfüllen kann und welche nicht. Jedes Kärtchen wird vorgelesen, dabei in den Raum sprechen. So aufhängen, dass alle Kärtchen zu lesen sind, d. h. dass sie sich nicht überlappen.
10	Vorstellung von AKTIVA Erwartungen an die Teilnehmer mit individuellen Erwartungen der Teilnehmer abgleichen	– Infovortrag über AKTIVA – Gelbe Kärtchen mit Überschriften, die zugeordnet werden sollen – Übersicht AKTIVA, ▶ Material 1.1 (◻ Abb. 2.1) als Handout 📖 🌐	*So, wir haben jetzt eine ganze Fülle von Kärtchen angeklebt und ich habe sie schon etwas nach Themen geordnet. Ich stelle Ihnen jetzt AKTIVA nochmal vor. Jetzt bekommt jeder ein Handout, auf dem die einzelnen Sitzungen bzw. Teile von AKTIVA abgebildet sind. So wissen Sie, in welchem Modul wir uns gerade befinden.* *Falls Sie Fragen zu dem Inhalt des Handouts haben, beantworte ich sie Ihnen gerne.* Moderator hält dann einen kurzen Vortrag (▶ Abschn. 2.2) und klebt die gelben Kärtchen jetzt an die passende Stelle zu den bereits an der Wand hängenden Kärtchen. *Ich hoffe, es ist klar, was wir im Rahmen von AKTIVA leisten können und was nicht. Sind noch Fragen offen geblieben?*
5	Pause		*So, wenn Sie möchten, können wir jetzt eine Pause von 5 Minuten machen. Bitte überziehen Sie die Zeit aber nicht, sonst werden wir nicht pünktlich fertig.*
5	Vorstellung der Eisbox	– Eisbox erstellen, Vorlage in ▶ Material 1.2 (◻ Abb. 2.2) 🌐	*Ich möchte Ihnen jetzt die Eisbox vorstellen. In der Eisbox werden alle Ihre Fragen, die ich nicht sofort beantworten kann oder die aus dem Themenbereich herausfallen, „frisch" gehalten. Diese Fragen werde ich Ihnen meistens in der nächsten Sitzung beantworten. Ansonsten bekommen Sie auf diese Fragen in der letzten Sitzung eine Antwort. Natürlich können Sie auch jederzeit Fragen für die Eisbox nennen oder diese gleich aufschreiben.*
15	Vorstellung: Buch, Ereignis und TV-Sendung der Woche	– Lose – Schema für Buch/Ereignis/TV-Sendung austeilen, ▶ Material 1.3 (◻ Abb. 2.3) 📖 🌐 – Zeitplan aufzeigen und Personen eintragen, ▶ Material 1.4 (◻ Abb. 2.4) 🌐	*Damit in unseren Sitzungen immer genug Zeit ist, über interessante Ereignisse zu berichten, möchte ich heute das „Buch bzw. Ereignis der Woche" einführen. Immer 2–3 Personen sollen für die folgende Woche ein Buch, einen Film oder ein Ereignis auswählen und den anderen davon berichten. Der Sinn dahinter ist, dass Sie Ihre wichtigen Ereignisse oder interessante Bücher, die Sie gelesen haben, den anderen Teilnehmern vorstellen. So bekommen wir einen Einblick in das, was Sie schon alles machen, und vielleicht sind Ihre Erzählungen für den ein oder anderen auch eine Anregung.* *Sie bekommen von mir dazu ein Blatt, auf dem Sie sich die wichtigsten Dinge notieren können, die Sie hier vortragen möchten. Sie müssen sich nicht an dieses Schema halten, nur wenn Ihnen dies die Vorstellung erleichtert.* *Damit es keinen Streit über die Reihenfolge gibt, lassen wir das Los entscheiden. Sie können untereinander auch gerne tauschen, wenn Ihnen ein Zeitpunkt nicht passt oder Sie lieber ein Buch statt eines Films vorstellen möchten. Ich werde dann die Namen der Personen auf einer Zeitübersicht eintragen und dort können Sie auch immer gucken, wann Sie dran sind.*

Zeit (min)	Inhalt	Materialien	Moderationsbeispiele
	Tab. 2.2 *(Fortsetzung)* Moderatoranweisungen für Sitzung 1		
10	Abfrage des Vorwissens: Was ist Selbstbeobachtung?	– Punkte auf FC notieren	*Ich würde von Ihnen gerne wissen, was Sie sich unter dem Begriff „Selbstbeobachtung" vorstellen. Was könnte das sein, wie könnte das aussehen? Bitte nennen Sie mir Ihre Ideen, rufen Sie sie einfach in den Raum, ich werde Sie dann notieren.*
15	Vorstellung des Modells der Selbstregulation Vorstellung der Wochenprotokolle	– Wichtige Punkte auf FC notieren – Modell der Selbstregulation, ▶ Material 1.5 (■ Abb. 2.5) als Handout verteilen 📖 🌐 – Wochenprotokoll zeigen, ▶ Material 1.6 (■ Abb. 2.6) 📖 🌐	*Jetzt werde ich Ihnen etwas über Selbstbeobachtung erzählen und Ihnen das „Wochenprotokoll" vorstellen.* Kurzer Vortrag (▶ Abschn. 2.2.5). *Ich möchte, dass jetzt jeder die Fragen auf dem Wochenprotokoll beantwortet und es dann wieder nach vorne gibt. Sie werden das jetzt jede Woche machen, und in der vorletzten Sitzung bekommt jeder von mir eine Auswertung dieser Fragen anonym ausgeteilt. Sie bekommen eine graphische Übersicht, wie sehr sich Ihre Aktivität im Laufe der Sitzungen verändert hat.* *Denken Sie also daran, immer Ihren persönlichen Code auf das Wochenprotokoll zu schreiben.* Zum persönlichen Code ▶ Abschn. 2.2.5.
5	Ausblick auf die nächste Sitzung	– Ausblick auf FC notieren	*Jetzt gebe ich Ihnen einen Überblick über die nächste Sitzung: Die nächste Sitzung gehört noch zu dem Theoriemodul und ich werde Ihnen unter anderem etwas über Demenz erzählen, wir werden zusammen Risikofaktoren erarbeiten und Sie werden etwas über Selbstbeobachtung erfahren.*
10	Blitzlicht		*Als Abschluss möchte ich jetzt das sog. Blitzlicht durchführen. Dazu sagt jeder kurz etwas – wie er sich fühlt, ob es ihm gefallen hat, was er sich für die nächste Stunde wünscht. Jeder darf sagen, was er möchte, und die Aussagen werden nicht kommentiert.* *Das Blitzlicht erfolgt am Abschluss, um die Reaktionen der Teilnehmer auf die Sitzung zu erfassen und sie anzuregen, die Inhalte der Sitzung zu reflektieren.* *Alternative zum Blitzlicht: Wenn nicht jeder etwas sagen möchte, weil er sich unter Druck gesetzt fühlt, kann man auch eine offene Runde machen: Nur wer möchte, sagt etwas.* *Auf Wiedersehen und bis nächste Woche!*
100	Ende		
	Verteilen der Infobroschüre	– Infobroschüre, ▶ Material 1.7 (■ Abb. 2.7) 📖 🌐	*Bitte nehmen Sie sich auch den ersten Teil der AKTIVA-Infobroschüre mit nach Hause.*

FC Flipchart.

2.2 Themen der Sitzung

Themen	

1. Kennenlernen
2. Erwartungen an AKTIVA
3. Erklärungen zu AKTIVA
4. Eisbox
5. Buch und Ereignis der Woche
6. Selbstbeobachtung und Wochenprotokolle
7. Ausblick auf die nächste Stunde

2.2.1 Kennenlernen

Für das Kennenlernen soll der Moderator kleine Kärtchen mit verschiedenen Begriffen erstellen. Hier sind der Phantasie keine Grenzen gesetzt. Dies können z. B. sein:

- Städtenamen: London, Berlin, New York, Paris;
- Landschaftsbezeichnungen: Gebirge, Wüste, Meer, Toskana;
- Farben: rot, grün, lila;
- Tiere: Hund, Katze, Pferd;
- Sportarten: Fußball, Segeln, Golfen…

Die Kärtchen können ungefähr die Größe einer Postkarte haben, und mittig soll gut lesbar der Begriff stehen. Diese

Kärtchen sollen dann an die Teilnehmer ausgegeben werden. Jeder Teilnehmer sucht sich einen Begriff aus. In der anschließenden Vorstellungsrunde soll jeder Teilnehmer kurz begründen, warum er sich gerade dieses Kärtchen ausgesucht hat. Was bedeutet dieser Begriff für ihn? War er dort z. B. gerade in Urlaub? Darüber hinaus kann jeder Teilnehmer dann noch ein paar Worte zu seiner Person sagen. Hintergrund dieses Vorgehens ist, dass man sich durch die Vorstellung mit Hilfe der Begriffe ein besseres Bild von der jeweiligen Person machen kann.

2.2.2 AKTIVA: Erwartungen und Erklärungen

- **Was erwartet mich bei AKTIVA?**

Vorgehen

Die Teilnehmer sollen auf roten und grünen Kärtchen notieren, was sie sich von ihrer Teilnahme erhoffen (grün) und was sie nicht möchten (rot). Die Kärtchen werden dann vorgelesen und an der Wand befestigt und dabei schon grob thematisch sortiert.

- **Das leistet AKTIVA!**

Vorgehen

Die Begriffe aus der Übersicht sollen auf gelbe Kärtchen übertragen werden (handschriftlich oder per PC bedrucken) und die unten aufgeführten Erläuterungen sind mündlich vorzutragen. Gerne können Sie auch die ausformulierten Beispielsätze übernehmen. Die Kärtchen sind dann zu den bereits an der Wand klebenden Kärtchen der Teilnehmer zu kleben – dort, wo sie thematisch hinpassen.

> **Begriffe für die gelben Kärtchen**
> - Interaktiv
> - Unterstützung
> - Information
> - Neues probieren
> - Reaktivierung
> - Geistige Freizeitaktivitäten
> - Gruppenarbeit
> - Selbstmotivation
> - Selbstbeobachtung

❯ Ziel ist es, falsche Erwartungen zu berichten und zu erklären, was im Rahmen von AKTIVA geleistet werden kann. Es kann so auch auf mögliche Ängste der Teilnehmer (Vorführen von Schwächen oder Defiziten, Ausplaudern von privaten Dingen etc.) eingegangen werden.

- ■ ■ **Interaktive Sitzungen im Gruppenverband**

„Wir werden uns ab heute einmal pro Woche für 2 Stunden als Gruppe treffen und zusammen die verschiedenen Themenbereiche in interaktiven Sitzungen durcharbeiten. Interaktiv heißt, dass ich Ihnen nicht die ganze Zeit Vorträge halten werde – denn das ist für Sie einerseits sehr anstrengend und andererseits viel zu langweilig – sondern Sie werden in die Sitzungen von AKTIVA mit einbezogen. Darunter dürfen Sie sich Folgendes vorstellen: Sie werden viel von Ihrem Wissen einbringen, Sie sollen über Ihre Erfahrungen berichten, Sie sollen Fragen stellen oder sich gegenseitig mal etwas erklären, Sie sollen zusammen etwas erarbeiten und dann vorstellen, Sie sollen zusammen diskutieren – kurzum, Sie sind nicht nur Teilnehmer von AKTIVA, sondern auch Mitgestalter!"

Kärtchen mit den Begriffen „Interaktiv", „Gruppenarbeit" dabei an die Wand kleben.

- ■ ■ **Informationen über Demenz**

Sie bekommen natürlich ausführliche Informationen über Demenz – was es genau für eine Krankheit ist, welche Vorurteile es gibt, wie man sich schützen kann, worauf man achten soll. Sie sollen Experten in diesem Bereich werden, so dass Sie auch anderen Personen erklären können, was Demenz ist.

Kärtchen mit dem Begriff „Information" dabei an die Wand kleben.

- ■ ■ **Wiederbelebung von Freizeitaktivitäten**

Eine wichtige Rolle in der Vorbeugung von Demenz spielen mentale Aktivitäten, körperliche Bewegung und gesunde Ernährung. Hier bei den AKTIVA-Sitzungen legen wir den Schwerpunkt auf die mentalen Aktivitäten. Mentale Aktivität heißt in diesem Falle aber nicht, dass wir zusammen „Gehirnjogging" machen und Sie Rätsel oder Ähnliches lösen sollen. Ich möchte Ihnen die Vorteile von mentalen Freizeitaktivitäten näherbringen und Sie dazu anleiten, diese vermehrt in Ihrem Alltag auszuführen. Sie erhalten sozusagen eine Art „Coaching", d. h. eine Anleitung, wie Sie sich etwas vornehmen und es dann auch umsetzen.

Kärtchen mit den Begriffen „Geistige Freizeitaktivitäten", „Neues probieren", „Reaktivierung", „Unterstützung" dabei an die Wand kleben.

- ■ ■ **Motivation**

Eine wichtige Rolle, wenn man etwas verändern möchte, ist die Motivation. Wir wollen gemeinsam erarbeiten, wie man sich selbst motivieren kann und wie man vorgehen kann, wenn Schwierigkeiten auftauchen. In diesem Kontext werden Sie auch etwas über die Möglichkeit der Selbstbeobachtung erfahren.

Kärtchen mit den Begriffen „Selbstmotivation, „Selbstbeobachtung" dabei an die Wand kleben.

- **Übersicht AKTIVA**

📖 An dieser Stelle wird den Teilnehmern der zeitliche Ablauf mitgeteilt. Die Teilnehmer treffen sich einmal wöchentlich für ca. 2 Stunden in der Kleingruppe. Insgesamt gibt es 9 Sitzungen (7 + 2): Nach den ersten 7 Sitzungen wird es eine „Erprobungsphase" von ca. 4–8 Wochen geben und danach wird sich die Gruppe nochmals für einen Auffrischungskurs (zwei aufeinander folgende Sitzungen) treffen. Die Trainer können gerne einen Terminplan erstellen, den sie austeilen. Eine Vorlage dafür findet sich in ▶ Material 1.1 (🔲 Abb. 2.1).

Für die Terminplanung ist es auch nicht unbedingt erforderlich, schon abschließend zu wissen, ob die Trainer die fakultativen Beratungen im Anschluss an die 4. Sitzung durchführen möchten. Meist ergibt sich im Laufe der ersten Wochen ein Gefühl dafür, ob die Teilnehmer von diesem Angebot profitieren würden oder nicht. Insofern müssen die Teilnehmer auch nicht in der ersten Sitzung darüber informiert werden. Gegebenenfalls sollte dann die Übersicht mit den Terminen entsprechend modifiziert werden.

- **Eisbox**

Vorgehen

Als Eisbox kann ein Blatt des Flipcharts verwendet und durch Eiszapfen oder Schneeflocken thematisch aufgepeppt werden oder es wird ein Kühlschrank gemalt. Eine Vorlage dafür findet sich in ▶ Material 1.2 (🔲 Abb. 2.2). Die Eisbox hängt während der Sitzungen immer an derselben Stelle, so dass auch die Teilnehmer in der Pause oder am Ende der Sitzung Fragen notieren können.

Moderationsbeispiel: Ich möchte Ihnen jetzt die Eisbox vorstellen. In der Eisbox werden alle Ihre Fragen, die ich nicht sofort beantworten kann oder die aus dem Themenbereich herausfallen, „frisch" gehalten. Diese Fragen werde ich Ihnen dann in der letzten Sitzung beantworten. Natürlich können Sie auch jederzeit Fragen für die Eisbox nennen oder diese gleich aufschreiben.

2.2.3 Buch, Ereignis, TV-Sendung der Woche

📖 Jeder Teilnehmer erhält jeweils eine Vorlage dieser Arbeitsblätter, ▶ Material 1.3 (🔲 Abb. 2.3). Im Anschluss wird festgelegt, welcher Teilnehmer welches Buch, Ereignis bzw. welche TV-Sendung an welchem Termin vorstellt.

Vorgehen

Es gibt insgesamt 6 Termine, an denen 1–3 Personen ein Buch, Ereignis oder eine TV-Sendung ihrer Wahl vorstellen können (jeweils 5–7 min). Per Los oder durch Abstimmung, je nachdem wie gut sich die Teilnehmer einigen können, wird bestimmt, wer an welchem Termin was vor-

🔲 Tab. 2.3 Beispielzeitplan				
Sitzung	Name	Buch der Woche	Ereignis der Woche	TV-Sendung der Woche
2.	Frau Schmidt	x		
2.	Herr Meier		x	
2.	Frau Müller	x		

stellen möchte. Die Teilnehmer dürfen untereinander auch tauschen, wenn ihnen ein Datum nicht passt. Im Anschluss werden Datum, Name und Art der Vorstellung (Buch, Ereignis oder TV-Sendung) notiert. Ein Beispiel für den Zeitplan zeigt 🔲 Tab. 2.3. Eine Vorlage dafür befindet sich unter den Materialien, ▶ Material 1.4 (🔲 Abb. 2.4).

2.2.4 Was ist Selbstbeobachtung?

Vorgehen

Die folgenden Überschriften sind auf ein Flipchart zu übertragen und die dazugehörigen Erläuterungen sind mündlich vorzutragen. Für die Teilnehmer die Abbildung am besten kopieren und austeilen. Im Anschluss daran sollen die Teilnehmer die Wochenprotokolle zum ersten Mal ausfüllen, die danach wieder eingesammelt werden (für spätere Auswertungen).

- **Selbstbeobachtung**

Auch Self-Monitoring. Sich selbst genau unter die Lupe nehmen: Wer sich selbst beobachtet, registriert die eigenen Handlungen im Hinblick auf sein Ziel. So kann man immer überprüfen: Was mache ich gerade? Und ist das, was ich mache, förderlich für das Ziel, was ich mir vorgenommen habe? Ohne diese Selbstbeobachtung können erzielte Ergebnisse nicht mit erwünschten Zielzuständen verglichen und Verhaltensweisen auf das Ziel hin angepasst werden.

- **Selbstregulation**

Personen, die immer wieder überprüfen, ob sie ihr Ziel erreicht haben oder nicht und ihr Verhalten gegebenenfalls ändern, üben Selbstregulation aus.

- **Modell der Selbstregulation**

📖 Das Modell der Selbstregulation (modifiziert nach Frederick Kanfer 1987) stellt übersichtlich dar, welche Prozesse zur Selbstregulation gehören. Hierfür das Modell auf ein Flipchart übertragen oder auch nur Stichpunkte und die Schritte 1, 2, 3 erläutern. Die Teilnehmer sollen ein Handout dieses Modells bekommen, ▶ Material 1.5 (🔲 Abb. 2.5).

2.2.5 Wochenprotokolle

Um sich den Prozess der Selbstbeobachtung und Selbst-regulation etwas leichter zu machen, kann man ein „Tagebuch der Selbstbeobachtung" führen, in dem eine regelmäßige und zeitnahe Aufzeichnung der beobachteten Verhaltensweisen stattfindet. Wer sein Verhalten nicht nur beobachtet, sondern auch gleich in einem Tagebuch oder Beobachtungsbogen verzeichnet, dem fällt es leichter, eine Verhaltensänderung durchzuführen. So kann immer überprüft werden, wie oft man sein Ziel schon erreicht hat, und wird dadurch motiviert, es weiter zu tun.

Vorgehen

⊕ Aus diesem Grund sollen die Teilnehmer nun die Wochenprotokolle erhalten und jeweils für die zurück-liegende Woche das Ausmaß der Aktivitäten eintragen, ► Material 1.6 (◻ Abb. 2.6). So sollen die Teilnehmer ein Gefühl für den Aspekt der Selbstbeobachtung bekommen. Außerdem sollen die Wochenprotokolle für die Sitzung 7 ausgewertet werden und den Teilnehmern anhand von Liniendiagrammen aufzeigen, inwiefern sich ihr Aktivitäts-verhalten im Verlauf des AKTIVA-Trainings verändert hat. Dies soll u. a. Ansporn geben, weiterhin aktiv(er) zu sein.

Jeder Teilnehmer bekommt ein Wochenprotokoll und gibt es anschließend wieder ausgefüllt zurück.

Auf die Wochenprotokolle können die Teilnehmer ihren Namen oder, wenn es anonym sein soll, einen eigenen Code schreiben. Der Code kann z. B. eine Kombination aus den Vornamen der Eltern sein. Es können jeweils die ersten drei Buchstaben miteinander kombiniert werden. Hießen die Eltern Maria und Richard, könnte der Code MARRIC lauten. Wichtig ist, dass sich die Teilnehmer ihren Code irgendwo notieren. Denn die Vergangenheit hat gezeigt, dass er meist schnell wieder vergessen wird und sich die einzelnen Wochenprotokolle für die Auswertung für die 7. Sitzung schwer zuordnen lassen, wenn die Codes nicht übereinstimmen.

2.2.6 Ausblick auf die nächste Sitzung

Vorgehen

Nur zur Erinnerung: Die unten aufgeführten Punkte auf ein Flipchart übertragen und mündlich vortragen.

Themen		

- Was ist Demenz?
- Wie kann ich mich davor schützen?
- Welche Risikofaktoren gibt es?

2.3   Materialien

AKTIVA: Aktive kognitive Stimulation – Vorbeugung im Alter		
Material 1.1	**Metamodell/Übersicht AKTIVA (Handout)**	**Seite 1**

Metamodell/Übersicht AKTIVA

Tragen Sie für Ihre Teilnehmer das Datum ein.

DATUM	THEMA/INHALT
	Theorieteil
	Sitzung 1: BASISSITZUNG UND KENNENLERNEN
	Sitzung 2: INFORMATIONEN ÜBER DEMENZ
	Beratungsteil
	Sitzung 3: ZIELE SETZEN
	Sitzung 4: KOGNITIVE FREIZEITAKTIVITÄTEN
	INDIVIDUELLE BERATUNGEN
	Selbsterfahrungsteil
	Sitzung 5: MOTIVATION
	Sitzung 6: VERÄNDERUNGEN IM ALTER
	Sitzung 7: SELBSTBEOBACHTUNG UND BEWERTUNG
	Wiederholungsteil
	Sitzung 8: AUFFRISCHUNG I
	Sitzung 9: AUFFRISCHUNG II

AKTIVA: Aktive kognitive Stimulation – Vorbeugung im Alter

| Material 1.2 | Eisbox (Vorlage) | Seite 1 |

EISBOX

Hier ist Platz für Fragen, die nicht sofort beantwortet werden können – die Fragen werden „frisch" gehalten!

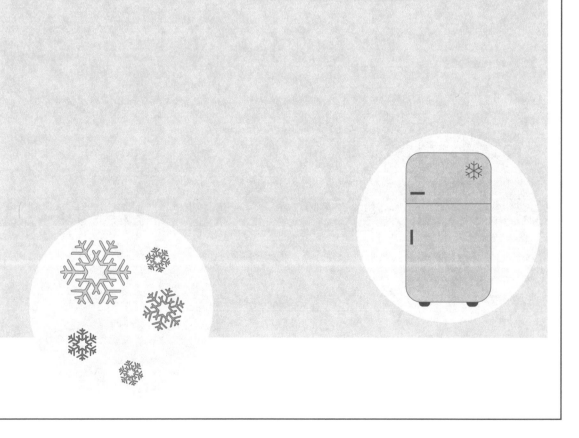

AKTIVA: Aktive kognitive Stimulation – Vorbeugung im Alter		
Material 1.3	Buch, Ereignis, TV-Sendung der Woche (Arbeitsblatt)	Seite 1

Buch der Woche

Das Buch, das ich vorstellen möchte, heißt:

_____

Der Grund, warum ich es lese und vorstelle:
(z. B. habe es geschenkt oder empfohlen bekommen, interessiere mich für das Thema, lese den Schriftsteller gerne…)

_____

_____

_____

_____

Das Buch handelt davon,

_____

_____

_____

Besonders gut gefällt mir,

_____

_____

_____

Ich möchte das Buch gerne weiterempfehlen, weil

_____

_____

_____

AKTIVA: Aktive kognitive Stimulation – Vorbeugung im Alter		
Material 1.3	**Buch, Ereignis, TV-Sendung der Woche (Arbeitsblatt)**	**Seite 2**

Ausflug,
Kino,
••••

Ereignis der Woche

Das Ereignis, das ich vorstellen möchte, ist:

_____

Der Grund, warum ich es mitgemacht habe:
(z. B. ich wurde dazu eingeladen, ich habe mir die Veranstaltung ausgesucht…).

_____

_____

Während des Ereignisses habe ich Folgendes gemacht,

_____

_____

_____

Besonders gut gefallen hat mir,

_____

_____

_____

Ich denke, dass dieses Ereignis eine mentale Tätigkeit war, weil

_____

_____

_____

Ich habe durch meine Teilnahme Folgendes erfahren,

_____

_____

_____

AKTIVA: Aktive kognitive Stimulation – Vorbeugung im Alter

Material 1.3	Buch, Ereignis, TV-Sendung der Woche (Arbeitsblatt)	Seite 3

TV-Sendung der Woche

Die Sendung, die ich vorstellen möchte, heißt:

_____

Der Grund, warum ich es mir angesehen habe:
(z. B. Sendung lief gerade und ich habe zufällig eingeschaltet, habe mir die Sendung bewusst ausgesucht, weil mich das Thema interessiert…)

_____

_____

Die Sendung handelt davon,

_____

_____

_____

Besonders gut gefallen hat mir,

_____

_____

_____

Ich denke, dass die Sendung geistig anregend war, weil

_____

_____

_____

Ich habe durch die Sendung etwas Neues erfahren,

_____

_____

_____

AKTIVA: Aktive kognitive Stimulation – Vorbeugung im Alter

Material 1.4	Zeitplan (Vorlage)	Seite 1

Vorlage für den Zeitplan zur Vorstellung von Buch, Ereignis, TV-Sendung der Woche

Sitzung	Name	Buch der Woche	Ereignis der Woche	TV-Sendung der Woche
2.				
2.				
2.				
3.				
3.				
3.				
4.				
4.				
4.				
5.				
5.				
5.				
6.				
6.				
6.				
7.				
7.				
7.				

2.3 · Materialien

AKTIVA: Aktive kognitive Stimulation – Vorbeugung im Alter

| Material 1.5 | Zeitplan (Vorlage) | Seite 1 |

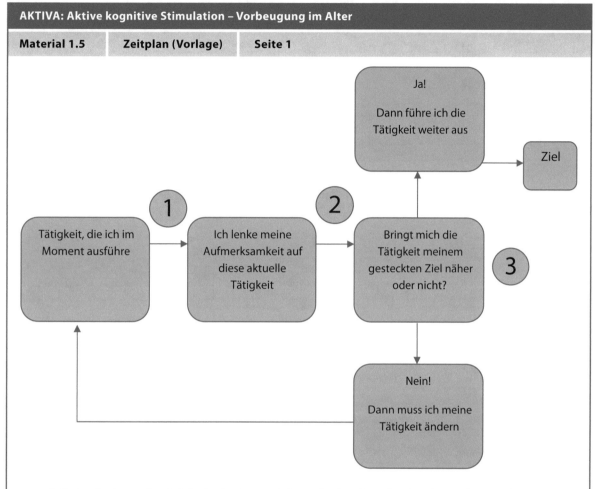

1. Selbstbeobachtung: Durch Selbstbeobachtung wird erreicht, dass die Aufmerksamkeit auch tatsächlich auf die aktuelle Tätigkeit gelenkt wird.

2. Bewertung: Die Bewertung führt dazu, dass ich mir überlege, ob mich die aktuelle Tätigkeit meinem Ziel entgegenbringt.

3. Konsequenz: Entweder führe ich die Tätigkeit weiter aus oder ich muss sie ändern und diese dann erneut beobachten, bewerten und Konsequenzen ziehen.

AKTIVA: Aktive kognitive Stimulation – Vorbeugung im Alter

| Material 1.6 | Wochenprotokoll | Seite 1 |

Wochenprotokoll

Protokoll für: _____

Bitte kreuzen Sie an, wie häufig Sie in der letzten Woche folgende Tätigkeiten absolviert haben…	gar nicht	1- bis 2mal	3- bis 4-mal	5- bis 6-mal	täglich	mehrmals täglich
… Fernsehen geguckt						
a) Nachrichten	( )	( )	( )	( )	( )	( )
b) Unterhaltungsprogramm	( )	( )	( )	( )	( )	( )
… Buch/Bücher gelesen	( )	( )	( )	( )	( )	( )
… Zeitschriften/Zeitungen gelesen						
a) Tages-, Wochenzeitung	( )	( )	( )	( )	( )	( )
b) Zeitschriften, Illustrierte	( )	( )	( )	( )	( )	( )
… Spiele gespielt						
a) mit anderen (Schach, Dame, Karten)	( )	( )	( )	( )	( )	( )
b) alleine oder am Computer (z. B. Solitär)	( )	( )	( )	( )	( )	( )
…am PC gearbeitet (Internet, Briefe schreiben etc.)	( )	( )	( )	( )	( )	( )
…im Garten gearbeitet	( )	( )	( )	( )	( )	( )
…handwerklich tätig gewesen	( )	( )	( )	( )	( )	( )
…an Weiterbildungen teilgenommen (VHS, Sprachkurs, Universität)	( )	( )	( )	( )	( )	( )

AKTIVA: Aktive kognitive Stimulation – Vorbeugung im Alter

Material 1.6	Wochenprotokoll	Seite 2

Bitte kreuzen Sie an, wie häufig Sie in der letzten Woche folgende Tätigkeiten absolviert haben...	gar nicht	1- bis 2mal	3- bis 4-mal	5- bis 6-mal	täglich	mehrmals täglich
...zu Fuß gegangen						
a) Besorgungen (Einkauf, Bank, Post)	( )	( )	( )	( )	( )	( )
b) Spaziergang, Hund ausgeführt	( )	( )	( )	( )	( )	( )
...Rad gefahren.						
a) Besorgungen mit dem Rad erledigt	( )	( )	( )	( )	( )	( )
b) Spazierenfahren / Ausflüge gemacht	( )	( )	( )	( )	( )	( )
... Ausflüge / Exkursionen unternommen						
a) Kultur (Theater, Museum)	( )	( )	( )	( )	( )	( )
b) Natur/Freiluft/Wandern	( )	( )	( )	( )	( )	( )
c) Feste besucht, Bummeln gewesen	( )	( )	( )	( )	( )	( )
d) Reisen, Teilnahme an Reisegruppe	( )	( )	( )	( )	( )	( )
...geistig tätig gewesen (Sudoku, Kreuzworträtsel, Gehirnjogging)	( )	( )	( )	( )	( )	( )

AKTIVA: Aktive kognitive Stimulation – Vorbeugung im Alter

Material 1.6	Wochenprotokoll	Seite 3

Bitte kreuzen Sie an, wie häufig Sie in der letzten Woche folgende Tätigkeiten absolviert haben…	gar nicht	1- bis 2mal	3- bis 4-mal	5- bis 6-mal	täglich	mehrmals täglich
… Sport getrieben						
a) Vereins-/Gruppensport	( )	( )	( )	( )	( )	( )
b) Einzelsport (Fitnessstudio, Joggen, Walking, Schwimmen, Radfahren)	( )	( )	( )	( )	( )	( )
c) Entspannungssport (Yoga)	( )	( )	( )	( )	( )	( )
… Familie/Freunde bei Arbeiten oder Erledigungen unterstützt	( )	( )	( )	( )	( )	( )
…ehrenamtlich/im Verein tätig gewesen	( )	( )	( )	( )	( )	( )
… Seniorenclubs besucht.	( )	( )	( )	( )	( )	( )
… geselliges Beisammensein mit Familie, Freunden oder Bekannten	( )	( )	( )	( )	( )	( )
…musiziert	( )	( )	( )	( )	( )	( )
…Briefe geschrieben oder mit anderen telefoniert	( )	( )	( )	( )	( )	( )
… sonstige Aktivitäten (bitte notieren): _____	( )	( )	( )	( )	( )	( )

AKTIVA: Aktive kognitive Stimulation – Vorbeugung im Alter

| Material 1.7 | Infobroschüre Teil 1 | Seite 1 |

Infobroschüre Teil 1: Informationen zu AKTIVA

> Wir können nicht alles sofort tun, aber etwas können wir sofort tun.
> (Calvin Coolidge)

Was ist AKTIVA?

AKTIVA ist ein neu entwickeltes Gruppenprogramm, welches langfristig das Risiko für Demenz im Alter hinauszögern bzw. verhindern soll. AKTIVA wurde am Klinikum der Johann Wolfgang Goethe-Universität entwickelt und basiert u. a. auf Forschungsergebnissen, die besagen, dass geistig-stimulierende Tätigkeiten einen geistigen Abbau verzögern können.

Was verspricht die Teilnahme an AKTIVA?

Wer an AKTIVA teilnimmt, ergreift die Chance, aktiv etwas gegen den kognitiven Abbau im Alter zu tun. Die Teilnehmer werden im Laufe der verschiedenen Sitzungen schrittweise dazu angeleitet, vermehrt mentale Tätigkeiten in ihren Alltag zu integrieren (wie z. B. Lesen, Schachspielen, Musizieren…), um dadurch das Risiko geistiger Einbußen zu reduzieren. Dabei wird sich an den individuellen Bedürfnissen und Fähigkeiten der Teilnehmer orientiert. Wer an AKTIVA teilnimmt, wird unter anderem auch aufgeklärt und informiert über Demenz, vorbeugende Faktoren der Demenz, Selbstmotivation und Selbstbeobachtung.

Wie sieht der Ablauf von AKTIVA aus?

Die Teilnehmer treffen sich einmal wöchentlich für ca. 2 Stunden in Kleingruppen und bearbeiten gemeinsam die Inhalte der festgelegten Module von AKTIVA. Insgesamt wird es 9 Sitzungen geben (7 + 2): Nach den ersten 7 Sitzungen wird es eine „Erprobungsphase" von ca. 1—2 Monaten geben und danach wird sich die Gruppe nochmals für einen Auffrischungskurs (2 Sitzungen) treffen.

Welche Anforderungen stellt AKTIVA an mich?

Von den Teilnehmern wird erwartet, dass sie regelmäßig am Gruppenprogramm teilnehmen, da die einzelnen Sitzungen aufeinander aufbauen. Zusätzlich wird es sehr gerne gesehen, wenn die Teilnehmer sich aktiv in die Sitzungen einbringen und dadurch das Gruppenprogramm bereichern. Ebenfalls sind Anregungen oder Kritik immer herzlich willkommen!

AKTIVA: Aktive kognitive Stimulation – Vorbeugung im Alter

Material 1.7	Infobroschüre Teil 1	Seite 2

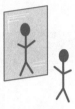

Wofür ist Selbstbeobachtung gut?

Wer sich selbst beobachtet, sogenanntes Self-Monitoring, registriert die eigenen Handlungen im Hinblick auf sein Ziel. So kann man immer überprüfen: „Was mache ich gerade? Und ist das, was ich mache, förderlich für das Ziel, was ich mir vorgenommen habe?" Ohne diese Selbstbeobachtung können erzielte Ergebnisse nicht mit erwünschten Zielzuständen verglichen und Verhaltensweisen auf das Ziel hin angepasst werden.
Personen, die immer wieder überprüfen, ob sie ihr Ziel erreicht haben oder nicht, und ihr Verhalten gegebenenfalls ändern, üben Selbstregulation aus.

Selbstregulation ist ein Prozess, den jeder durchführen kann. Um es sich etwas leichter zu machen, kann man ein sogenanntes Tagebuch der Selbstbeobachtung führen, in dem eine regelmäßige und zeitnahe Aufzeichnung der beobachteten Verhaltensweisen stattfindet. Wer sein Verhalten nicht nur beobachtet, sondern es auch gleich in einem Tagebuch oder einem Beobachtungsbogen verzeichnet, dem fällt es leichter, eine Verhaltensänderung durchzuführen. So kann immer überprüft werden, wie oft man sein Ziel schon erreicht hat, und wird dadurch motiviert, es weiter zu tun.

Beispiel: Wer sich vornimmt, jeden Tag eine Stunde spazieren zu gehen, der kann jeden Tag notieren, wie lange er tatsächlich unterwegs war, bis er die Stunde erreicht hat. Eventuell muss man beim nächsten Mal einige Minuten länger laufen, um das Ziel zu erreichen. Aber man weiß auf jeden Fall, wie weit man noch von seinem Ziel entfernt ist. Oft nimmt man sich dann auch vor, beim nächsten Mal dem Ziel noch näher zu kommen und motiviert sich so selber!

Sitzung 2: Informationen über Demenz

V. Tesky, J. Pantel, *Geistige Fitness erhalten – das AKTIVA-Programm*,
DOI 10.1007/978-3-7091-1446-9_3, © Springer-Verlag Wien 2013

3.1   Überblick

Zielsetzung

Die Teilnehmer sollen am Ende der Sitzung wissen, was Demenz ist (Ursachen, Verlauf, Risiken etc.) und welche Schutz- und Risikofaktoren es gibt (◘ Tab. 3.1, ◘ Tab. 3.2).

◘ **Tab. 3.1** Übersicht: Sitzung 2

Zeit (min)	Inhalt	Literatur	Sozial-form	A/P	Lernziel	Methode	Umsetzung	Material
5	Begrüßung und Vorstellung des Ablaufs		Plenum	P	Struktur, Interesse wecken	Frontale Darbietung, Ansprache	Moderator stellt Tagesordnung und Zielsetzung der Sitzung vor	– FC mit Tagesordnung – Zitat der Woche und Zielsetzung – Stifte
10	Vortrag: Was ist Demenz? (Teil 1) Einstiegsfrage: Unterschied zwischen Demenz und AD?	DEGAM 2008 DGPPN u. DGN 2010 Pantel 2009 Förstl 2011	Plenum	P	Wissens-vermittlung	Frontale Darbietung, Ansprache, Präsentation Zuruffrage	Moderator hält kurzen Vortrag	– Vortrag – FC – Handouts: ▶ Material 2.1 (◘ Abb. 3.1), ▶ Material 2.2 (◘ Abb. 3.2), ▶ Material 2.3 (◘ Abb. 3.3), ▶ Material 2.4 (◘ Abb. 3.4), ▶ Material 2.5 (◘ Abb. 3.5) 📖 🌐
10	Abfrage des Vorwissens: Was sind Risikofaktoren?		Plenum	A	Wissen-stand der Teilnehmer erfassen	Zuruffrage, Abfrage des Vorwissens	Moderator notiert zugerufene Antworten auf 2 FC (eines für Schutz-, eines für Risikofaktoren)	– FC
20	Vortrag: Was ist Demenz? (Teil 2)	DEGAM, 2008 DGPPN u. DGN 2010 Pantel 2009 Förstl 2011	Plenum	P	Wissens-vermittlung	Frontale Darbietung, Ansprache, Präsentation	Moderator hält kurzen Vortrag	– Vortrag – FC
5	Pause			A	Auflockerung			
10	Ausfüllen des Wochenprotokolls		Einzelarbeit	A	Struktur	Einzelarbeit		– Wochenprotokolle
15	Buch/Ereignis der Woche		Plenum	A/P		Frontale Darbietung, Austausch	Ein Teilnehmer stellt Buch/Ereignis anhand des Schemas vor	
5	Ausblick auf die nächste Sitzung		Plenum	P	Struktur	Frontale Darbietung, Ansprache	Moderator gibt Ausblick auf die nächste Sitzung	– FC

◼ **Tab. 3.1** *(Fortsetzung)* Übersicht: Sitzung 2

Zeit (min)	Inhalt	Literatur	Sozial-form	A/P	Lernziel	Methode	Umsetzung	Material
10	Blitzlicht		Plenum	A	Abschluss der Sitzung	Austausch	Jeder sagt einen Satz zur Sitzung	
90	Ende							
	Verteilen der Infobroschüre				Inhalte der Sit-zung vertiefen	Einzelarbeit zu Hause		– Infobroschüre, ▶ Material 2.6 (◼ Abb. 3.6) 📖 ⊕

A aktives Element; *AD* Alzheimer-Demenz; *FC* Flipchart; *P* passives Element.

◼ **Tab. 3.2** Moderatoranweisungen für Sitzung 2

Zeit (min)	Inhalt	Materialien	Moderationsbeispiele
5	Begrüßung und Vorstel-lung des Ablaufs	– FC – Zitat der Woche und Zielsetzung – Stifte – Themen der 2. Stunde auf FC schreiben	*Liebe Teilnehmerinnen und Teilnehmer, ich möchte Sie heute zu unserer zweiten AKTIVA-Sitzung begrüßen und freue mich, dass Sie wieder alle gekommen sind. In der heutigen Sitzung, die auch noch eine Informationssitzung ist, möchte ich mit Ihnen Folgendes zusammen bearbeiten:* *1. Was ist Demenz?* *2. Welche Risikofaktoren kennen Sie?* *3. Wochenprotokolle ausfüllen* *4. Buch und Ereignis der Woche anhören* *5. Ausblick auf die nächste Sitzung bekommen*
10	Vortrag: Was ist Demenz? (Teil 1) Einstiegsfrage: Unterschied zwischen Demenz und AD?	– Vortrag – Punkte auf FC schrei-ben – Handouts: ▶ Mate-rial 2.1 (◼ Abb. 3.1), ▶ Material 2.2 (◼ Abb. 3.2), ▶ Mate-rial 2.3 (◼ Abb. 3.3), ▶ Material 2.4 (◼ Abb. 3.4), ▶ Mate-rial 2.5 (◼ Abb. 3.5) 📖 ⊕	*Bevor ich Ihnen jetzt etwas über Demenz erzähle, möchte ich mit einer Frage an Sie beginnen: Was ist denn der Unterschied zwischen Demenz und Alzheimer? Gibt es da einen Unterschied?* *Die Teilnehmer sollen darüber nachdenken, evtl. diskutieren. Nach ein paar Minuten die Frage beantworten.* *Ich werde Ihnen nun einen kleinen Vortrag zu Demenz halten. Sie werden erfahren, was man darunter versteht.* *Kurzer Vortrag (▶ Abschn. 3.2.1).*
10	Abfrage des Vorwissens: Was sind Risi-kofaktoren?	– Risikofaktoren auf FC schreiben	*Ich möchte nun von Ihnen wissen, welche Informationen Sie schon über Demenz haben. Dazu möchte ich Sie bitten, mir Risikofaktoren zu nennen, d. h. Faktoren oder Verhaltensweisen, die schlecht für das Gehirn sein könnten. Rufen Sie mir einfach Ihre Ideen zu und ich schreibe sie auf.*
20	Vortrag: Was ist Demenz? (Teil 2)	– Vortrag – Punkte auf FC schrei-ben	*Das haben Sie jetzt wirklich sehr gut gemacht. Ihnen ist sehr viel eingefallen. Jetzt sollen Sie wieder einen Moment zuhören: Ich werde ihnen jetzt Diagnose- und Therapiemöglichkeiten für Demenz erläutern.* *Kurzer Vortrag (▶ Abschn. 3.2.1).*
5	Pause		*So, wenn Sie möchten, können wir jetzt eine Pause von 5 Minuten machen. Bitte überziehen Sie die Zeit aber nicht.*
10	Wochenpro-tokoll	– Wochenprotokolle	*Jetzt sollen Sie bitte ihr Wochenprotokoll ausfüllen. Suchen Sie sich das mit ihrem Code heraus und legen Sie es umgedreht auf den Tisch, wenn Sie fertig sind.*
15	Buch/Ereignis der Woche		*Jetzt wird uns Frau…/Herr… ihr/sein Buch der Woche vorstellen.*

Zeit (min)	Inhalt	Materialien	Moderationsbeispiele
	■ **Tab. 3.2** *(Fortsetzung)* Moderatoranweisungen für Sitzung 2		
5	Ausblick auf die nächste Sitzung	– Ausblick auf FC notieren	*Jetzt gebe ich Ihnen einen Überblick über die nächste Sitzung: Die nächste Sitzung gehört zu dem Beratungsmodul und wir werden zusammen erarbeiten, was man bei Veränderungen im Leben beachten sollte und wie wichtig es ist, Ziele zu haben.*
10	Blitzlicht		*Als Abschluss machen wir heute wieder das Blitzlicht. Dazu sagt jeder kurz etwas – wie er sich fühlt, ob es ihm gefallen hat, was er sich für die nächste Stunde wünscht…* *Ich freue mich, Sie nächste Woche wiederzusehen.*
90	Ende		
	Verteilen der Infobroschüre	– Infobroschüre, ▶ Material 2.6 (■ Abb. 3.6) 📖 ⊕	*Bitte nehmen Sie sich auch den zweiten Teil der AKTIVA-Infobroschüre mit nach Hause.*

AD Alzheimer-Demenz; *FC* Flipchart.

3.2   Themen der Sitzung

Themen	

1. Was ist Demenz?
2. Welche Schutz- und Risikofaktoren gibt es?
3. Wochenprotokolle
4. Buch und Ereignis der Woche
5. Ausblick auf die nächste Sitzung

3.2.1   Was ist Demenz?

Vorgehen

Die Punkte in der folgenden Übersicht sind auf ein Flipchart zu übertragen und die anschließenden Erläuterungen sind mündlich vorzutragen. Gegebenenfalls können die Abbildungen und Tabellen grob auf das Flipchart übertragen und erklärt werden.

📖 Die Teilnehmer bekommen für die Abbildungen und die Tabelle Handouts, eine Zusammenfassung steht in der Infobroschüre, die am Ende der Sitzung ausgeteilt wird.

Im Anschluss an den Punkt „Symptome und Verlauf" sollen die Teilnehmer per Zuruffrage Risikofaktoren für Demenz nennen. So wird der eher passive Vortrag durch einen aktiven Part unterbrochen. Die Ideen werden auf ein Flipchart notiert und besprochen. Danach Ergänzungen machen, wenn nötig. Dann geht es mit den Punkten „Diagnosemöglichkeiten" und „Therapien/Medikamente" weiter.

Was ist Demenz?
- ▬ Häufigkeit
- ▬ Arten
- ▬ Symptome und Verlauf
- ▬ Risikofaktoren
- ▬ Diagnosemöglichkeiten
- ▬ Therapien/Medikamente

Der folgende Text gibt ausführlich Auskunft über das Krankheitsbild der Demenzen. Es empfiehlt sich aber, sich vor dieser Sitzung auch mit Hilfe von weiterer Literatur gut einzuarbeiten. Empfohlen werden können die S3-Leitlinien Demenz der DGPPN und DGN (2010), die Leitlinien der DEGAM (2008) sowie die Internetseite der deutschen Alzheimer-Gesellschaft (http://www.deutsche-alzheimer.de/). Zusätzlich gibt es aber auch eine Fülle von weiteren Büchern, die zum Thema Demenz umfassend informieren (z. B. Pantel 2009; Förstl 2011).

■   **Definition: Was ist Demenz?**
Hier kann folgende **Eingangsfrage** gestellt werden: „Was ist der Unterschied zwischen Demenz und Alzheimer? Gibt es überhaupt einen Unterschied?" Wenn alle Teilnehmer darüber gesprochen haben, kann man die Antwort präsentieren und den Vortrag fortführen.

Antwort: Demenz ist ein Oberbegriff wie z. B. Auto. Er beschreibt vereinfacht ausgedrückt eine bestimmte Konstellation von Symptomen, wie Störungen des Gedächtnisses, zusätzliche Hirnleistungsstörungen (z. B. Sprachstörungen, Störungen planerischer Fähigkeiten) und Auffälligkeiten des Verhaltens. Darüber hinaus gibt er vor, dass die Beschwerden seit mindestens 6 Monaten bestehen und zu einer erheblichen Beeinträchtigung der Alltagsbewältigung führen müssen. Demenzen werden immer durch eine chronische Erkrankung des Gehirns verursacht. Damit ist aber noch nichts über die Ursache dieser Einbußen gesagt, ebenso wenig wie der Begriff Auto auf die Marke schließen lässt. Verschiedenste Erkrankungen können eine Demenz hervorrufen, z. B. Schlaganfälle, Durchblutungsstörungen und eben auch die Alzheimer-Krankheit. Im Alter ist die Alzheimer-Erkrankung die häufigste Ursache von Demenzen. Die spezielle Demenz bei der Alzheimer-Krankheit nennt man – wie zu erwarten – Alzheimer-Demenz. Diese ist, gerade in Frühstadien, vor allem durch Gedächtnis- und Orientierungsstörungen gekennzeichnet. Bei anderen Demenzerkrankungen kann dagegen z. B. eine Beeinträchtigung der Sprachfunktionen im Vordergrund stehen.

Man kann also sagen, der Oberbegriff ist Demenz (entspricht dem Begriff Auto) und Alzheimer ist eine Art von Demenz (entspricht einer Automarke).

Demenz tritt infolge einer chronischen Krankheit oder Funktionsstörung des Gehirns auf.

Demenz ist gekennzeichnet durch Gedächtnis- und Orientierungsstörungen, Verlust früherer intellektueller Fähigkeiten sowie Störungen anderer geistiger Funktionen und Veränderungen in der Persönlichkeit. Demenz ist eine Krankheit, die meistens ab einem Alter von 65 Jahren vorkommt und deren Risiko mit erhöhtem Lebensalter exponentiell ansteigt (Pantel 2009). Auch wenn die Demenz eine Erkrankung des Alters ist, so spiegelt sie nicht den natürlichen Alterungsprozess wider.

■ **Häufigkeit**
💬 Die Prävalenzraten (Krankheitshäufigkeit) der Demenz steigen zwischen 65 und 90 Jahren annähernd exponentiell mit einer Verdoppelung nach jeweils 5 Altersjahren an. Zurzeit leiden in Deutschland rund eineinhalb Millionen Menschen an einer Demenz. Jährlich kommen bis zu 230.000 Neuerkrankungen hinzu und bis zum Jahr 2050 wird mit einer Verdoppelung der Demenzfälle gerechnet. Bei der aktuellen Altersstruktur machen die über 80-Jährigen ca. 70 % der Demenzerkrankten aus, die restlichen 30 % entfallen auf die 65- bis 79-Jährigen. Präsenile Demenzen, d. h. mit einem Erkrankungsalter zwischen 40 und 64 Jahren, belaufen sich auf ca. 3 % der Fälle. Auch wenn die Mehrzahl der Demenzpatienten weiblich ist, ca. 70 % sind Frauen, haben Frauen generell kein höheres Risiko, an einer Demenz zu erkranken; sie haben lediglich eine höhere Lebenserwartung (Bickel 2001), ▶ Material 2.1 (🔲 Abb. 3.1).

■ **Welche Arten von Demenz gibt es?**
💬 Man unterscheidet grob drei Typen von Demenz:
– die neurodegenerative Demenz inklusive Alzheimer-Demenz,
– die gefäßbedingte Demenz und
– die sekundäre Demenz.

Sekundäre Demenzen beruhen auf außerhalb des Gehirns liegenden behandelbaren Ursachen und können heilbar sein. Hier rufen z. B. Giftstoffe, Entzündungen oder Schilddrüsenprobleme demenzielle Symptome hervor. Die prozentuale Verteilung lässt sich anhand der Grafik ersehen, ▶ Material 2.2 (🔲 Abb. 3.2).

■■ **Alzheimer-Demenz**
Die Alzheimer-Demenz (AD) gilt als die am häufigsten vorkommende Demenzform, sie macht mehr als 50 % aller diagnostizierten Demenzen aus und weist eine deutliche Altersabhängigkeit auf. Häufig sind allerdings auch Mischformen der Demenz, bei denen neben derAD zusätzlich z. B. noch eine vaskuläre Demenz (s. unten) besteht. Bei der AD kommt es zu einer fortschreitenden Neurodegeneration (Verlust von Nervenzellen) in bestimmten Gehirnregionen. Die Anzahl der Nervenzellen reduziert sich in diesen Bereichen erheblich, und dies führt zu Funktionseinschränkungen der geistigen Leistungsfähigkeit. Zusätzlich lassen sich charakteristische Ablagerungen von Proteinen, sog. Plaques, im Gehirn nachweisen. Die Plaques bestehen aus Ablagerungen eines ungünstig veränderten Proteins und stören die Gehirnfunktionen massiv. Es kommt auch zu Störungen des Transmitterhaushalts (Botenstoffe des Gehirns), welche sich ebenfalls in Störungen des Gedächtnisses niederschlagen. Auch beim normalen Alterungsprozess kommt es zu Ablagerungen von Plaques, allerdings nicht in dem Ausmaß wie bei AD. AD tritt in mehr als 90 % der Fälle sporadisch auf, weniger als 10 % gelten als familiäre Form (d.h. erblich). Die Ursache der Entstehung von AD ist noch nicht eindeutig geklärt (u. a. Pantel 2009; Förstl 2011).

■■ **Vaskuläre Demenz**
Die vaskuläre (gefäßbedingte) Demenz (VD) gilt als die zweithäufigste Form der Demenzen und macht ca. 10 % der Fälle aus; allerdings können auch hier Mischtypen vorliegen. Ursache sind durch krankhafte Änderungen der Blutversorgung bedingte Hirnschädigungen, durch die es dann zu kognitiven Einbußen kommt. Im Gegensatz zur langsam fortschreitend verlaufenden AD ist der Verlauf der VD manchmal unstetig und variiert zwischen Stillstand, langsamer Progression oder schrittweiser Verschlechterung. Dies gilt insbesondere für die durch mehrere Schlaganfälle verursachte Multiinfarktdemenz. Herzinsuffizienz, Bluthochdruck, Herzrhythmusstörungen und Diabetes mellitus erhöhen insbesondere das Risiko für VD (Pantel 2009; Förstl 2011).

💬 In ▶ Material 2.3 (🔲 Abb. 3.3) werden die Hauptunterschiede zwischen AD und VD dargestellt.

Da es sich bei der AD um die am häufigsten vorkommende Form handelt, werden im Folgenden Symptome, Verlauf, Risiko- und Schutzfaktoren sowie Diagnostik und

Therapiemöglichkeiten dieser Form der Demenz beschrieben. Ausführliche und weiter führende Informationen finden sich bei Pantel (2009).

- Symptome der AD

Das Hauptsymptom besteht in einer Störung des Gedächtnisses, dazu kommt mindestens eine weitere Störung.

Diese kann in Form einer Störung der Sprache (Wortfindungsstörung), der Orientierung (zeitlich, räumlich) oder der Urteilsfähigkeit (keine Gefahrenerkennung mehr, keine Krankheitseinsicht) bestehen.

Man kann z. B. zu der wahnhaften Überzeugung kommen, bestohlen worden zu sein, weil Gegenstände verlegt wurden und man sich nicht mehr erinnert wird, wo man diese abgelegt hat.

Es kommt zu Wesensveränderungen; die Betroffenen werden geizig, aggressiv oder apathisch, vernachlässigen ihr Erscheinungsbild oder leiden unter Wahnbildungen (s. unten) und Sinnestäuschungen.

Weitere geistige Funktionen, die von Störungen betroffen sein können, betreffen das Rechnen, Schreiben, Erkennen von Personen und die Durchführung komplexer Handlungen.

Neben Wahnbildung und Sinnestäuschungen zählen auch Apathie, Depressivität, Angstzustände, Misstrauen und Stimmungslabilität zu den sogenannten nichtkognitiven Symptomen, die nicht selten zu problematischen Verhaltensweisen führen. Dazu gehören ständiges Herumlaufen durch Unruhe oder Davonlaufen, nächtliche Unruhe in Kombination mit Passivität/Apathie während des Tages.

All das hat eine eingeschränkte Leistungsfähigkeit im täglichen Leben zur Folge.

Wichtig zu wissen: Jeder Demenzkranke ist einzigartig – alle hier beschriebenen Symptome können auftreten, müssen aber nicht!

- Verlauf der AD

Der Verlauf der AD ist in ▶ Material 2.4 (◻ Abb. 3.4) dargestellt.

■■ Beginnendes Stadium

Zu diesem Zeitpunkt gibt es noch kaum auffällige Symptome. Allerdings sind bereits jetzt die Aktivitäten im täglichen Leben reduziert und es kommt zu Vitalitätsverlust. Das Gedächtnis, die Sprachverarbeitung und örtliche und zeitliche Orientierung sind nur leicht gestört.

Es besteht Leidensdruck; noch merken die Betroffenen, dass etwas nicht stimmt, und versuchen, es zu verheimlichen oder zu kompensieren.

In diesem Stadium kann die „Fassade" von den Betroffenen noch aufrechterhalten werden. So werden sie z. B. sagen „Mach das doch mal schnell für mich, ich habe jetzt keine Zeit", wenn bei ihnen eigentlich kein Wissen darüber mehr vorhanden ist, wie etwas gemacht wird, oder sie überfordert sind.

■■ Mittleres Stadium

Es besteht eine deutlich ausgeprägte Symptomatik und die selbstständige Lebensführung ist erheblich eingeschränkt. Die Betroffenen benötigen nun rund um die Uhr Unterstützung.

■■ Schweres Stadium

In diesem Stadium ist die selbstständige Lebensführung vollständig aufgehoben, es kommt zu hochgradigen Störungen aller geistigen Funktionen. Im Endstadium kommt es zu körperlichem Verfall und Bettlägerigkeit; Infektionen wie Lungenentzündungen sind häufige Todesursachen.

Demenz ist nicht nur für die betroffene Person ein Schicksalsschlag, auch die Angehörigen leiden sehr darunter. Zum Beispiel wenn sie nicht mehr erkannt werden oder beschuldigt werden, nicht mehr zu Besuch zu kommen (obwohl sie da waren). Die Angehörigen sind auch konfrontiert mit dem ständigen Angebundensein an das häusliche Umfeld des Erkrankten, der Umstrukturierung des Haushaltes und der Sorge, dass es keine Veränderung zum Besseren gibt. Manche reagieren depressiv und man spricht dann auch von einer „Angehörigenkrankheit" (Haberstroh et al. 2006).

- Schutz- und Risikofaktoren – Ursachen der AD

In ▶ Material 2.5 (◻ Abb. 3.5) sind die Schutz- und Risikofaktoren dargestellt, die zum jetzigen Zeitpunkt als bedeutsam in der Forschung diskutiert werden.

- Zu den Hauptrisikofaktoren gehört das Alter, welches nicht beeinflussbar ist.
- Genetische Ursachen werden nur bei den frühen Alzheimer-Erkrankungen (präsenil) bzw. bei der familiären Form (s. oben) diskutiert. Die Angehörigen eines (älteren) Patienten haben in der Regel nur ein gering erhöhtes Risiko, selber zu erkranken.
- Das Vorliegen des E4-Allels des Gens für Apolipoprotein E (ApoE) auf Chromosom 19 wird als Risikofaktor für AD angesehen. Etwa 15 % der Allgemeinbevölkerung sind Träger dieses Gens, welches bei Heterozygotie (ein ApoE4-Allel) zu einem 3-fachen, bei Homozygotie (zwei ApoE4-Allele) zu einem 10-fachen Risiko von AD führt (Förstl et al. 2009).
- Es wird immer noch kontrovers diskutiert, ob Kopfverletzungen mit Bewusstlosigkeit tatsächlich das Risiko für AD erhöhen. Eine Einigung konnte bisher nicht erzielt werden.
- Diabetes, erhöhter Blutdruck, Schlaganfälle, Übergewicht, erhöhter Cholesterinspiegel, Rauchen (Blutgefäßschäden durch Nikotin), erhöhter Homocysteinspiegel (natürlich vorkommende Aminosäure),

massiver Alkoholkonsum und Vitaminmangelzustände (B_1, B_{12}, Folsäure) erhöhen ebenfalls das Risiko für demenzielle Erkrankungen.

- Personen mit hoher Stressneigung haben auch ein erhöhtes Demenzrisiko. Im Vergleich zu Personen, die entspannter mit Stresssituationen umgehen, ist deren AD-Risiko doppelt so hoch (Wilson et al. 2003).

Um sich vor Demenzerkrankungen zu schützen, ist es wichtig, potenzielle Risikofaktoren (s. oben) zu minimieren. So führt eine gesunde vitaminreiche Ernährungsweise mit ungesättigten Fettsäuren (mediterrane Küche/ „Mittelmeer-Diät" mit viel Fisch, Obst, Gemüse, Olivenöl, wenigen tierischen Fetten und etwas Rotwein) zu einem verringerten Risiko, an Demenz zu erkranken. In diesem Zusammenhang schützt auch eine Reduktion von Übergewicht im mittleren Lebensalter möglicherweise vor Demenz. Ein maßvoller Konsum der Genussmittel Kaffee und Tee hat ebenfalls eine leicht protektive Wirkung. Zu weiteren Schutzfaktoren zählt die Aufrechterhaltung von geistigen und sozialen Aktivitäten. Ein geistig höheres Niveau, geistige Regsamkeit, soziale Kontakte sowie Freizeitaktivitäten mit Freunden können die Symptome der Demenz kompensieren. Zudem wirkt regelmäßige körperliche Betätigung (auch Sport) im mittleren Ausdauerbereich wie z. B. Wandern, Radfahren, Spazieren gehen und Schwimmen risikomindernd. Schließlich verringert die medikamentöse Behandlung von erhöhtem Blutdruck, erhöhtem Cholesterinspiegel oder Diabetes das Risiko, an Demenz zu erkranken.

- **Diagnosemöglichkeiten der AD**

Die Diagnose kann zu Lebzeiten mit einer Sicherheit von ca. 80–90 % gestellt werden. Eine Sicherheit von 100 % könnte nur durch eine mikroskopische Untersuchung von Gehirngewebe erreicht werden (nach dem Tod).

Um das Ausmaß der Demenz zu bestimmen, werden u. a. standardisierte neuropsychologische Tests verwendet. Dabei werden Gedächtnis, Denken, Sprache sowie das Erkennen und Gebrauchen von Gegenständen untersucht. Der Patient soll z. B. das Datum benennen, sich Wörter merken oder geometrische Figuren abzeichnen.

Mittels weiterer diagnostischer Verfahren werden andere Ursachen für die geistigen Störungen ausgeschlossen. Es muss z. B. überprüft werden, ob nicht Depressionen, entzündliche Erkrankungen, Hormon- oder Vitaminmangelzustände, Flüssigkeitsmangel oder Schilddrüsenstörungen für die Gedächtnisprobleme verantwortlich sind. Mit einer Computertomographie (CT) oder einer Magnetresonanztomographie (MRT) können Durchblutungsstörungen und Tumore im Gehirn, die zu einer Erhöhung des Gehirndrucks führen, erkannt werden.

Auch eine Untersuchung der Gehirnflüssigkeit (Liquor), die durch eine Liquorpunktion (labormedizinische Untersuchung) aus dem Rückenmarkkanal entnommen wird, kann u. U. wichtige Hinweise liefern, besonders bei einer sehr schnell verlaufenden Demenz bei jüngeren Patienten mit ungewöhnlichen Symptomen. Sie dient z. B. dem Ausschluss entzündlicher Erkrankungen des Gehirns, der Bestimmung bestimmter krankheitsbeteiligter Proteine (Eiweißstoffe) bei AD oder der Abklärung bestimmter Krankheitsbilder wie multipler Sklerose (S3-Leitlinie, DGPPN u. DGN 2010; DEGAM-Leitlinie, DEGAM 2008).

Es werden auch Bluttests durchgeführt sowie Urin und Blutzucker untersucht. Laborparameter wie Blutbild, Elektrolyte (Kalzium, Kalium, Natrium), das Schilddrüsenhormon TSH und Glukose können nützlich sein, um Erkrankungen aufzudecken, die zu potenziell reversiblen, der Demenz ähnlichen Symptomen führen können, wie Diabetes, Blutarmut, Stoffwechselerkrankungen (z. B. der Schilddrüse), Störungen der Niere oder des Elektrolythaushaltes.

Die S3-Leitlinie und die DEGAM-Leitlinie empfehlen neben diesen Standarduntersuchungen die Untersuchung weiterer Werte unter bestimmten Voraussetzungen (z. B. Verdacht auf Vitamin-B_{12}-Mangel).

Von einer frühen Diagnose profitieren die Betroffenen, da es nun einfacher ist, die erforderlichen Maßnahmen zu ergreifen. Außerdem stehen Medikamente zur Verfügung, die den Krankheitsverlauf positiv beeinflussen, allerdings nicht aufhalten können.

- **Therapie und medikamentöse Behandlung von AD**
- - **Heilungschancen**

Die Nervenzellen und Nervenverbindungen, die bei der AD verloren gehen, können nicht wieder hergestellt werden. Eine Heilung ist nicht möglich, die Krankheit schreitet immer weiter voran. Körperliche Aktivität und geistiges Training können die Symptome der AD positiv beeinflussen, allerdings nur in Frühstadien.

Es gibt aber Behandlungsmöglichkeiten, die die Lebensqualität der Betroffenen – und der Angehörigen – verbessern können.

- - **Medikamentöse Behandlung**

Es gibt einige Medikamente (Antidementiva), die zur Behandlung sog. Kernsymptome der AD (hauptsächlich kognitive Leistungseinbußen) eingesetzt werden.

Man versucht, durch Acetylcholinesterasehemmer und Memantine eine Verbesserung der Informationsübertragung der noch nicht degenerierten Zellen zu erreichen:

- **Acetylcholinesterasehemmer** können den Mangel des Nervenbotenstoffs Acetylcholin teilweise ausgleichen, der durch Degenerationsprozesse im Gehirn von Betroffenen entsteht. Indem die Acetylcholinesterase, das Enzym, das für den Abbau von Acetylcholin verantwortlich ist, gehemmt wird, kann dieses Defizit ausgeglichen werden. Dadurch kann eine Verbesserung der Gedächtnisleistung und der Konzentrationsfähigkeit erreicht werden, und alltägliche Aktivitäten können besser ausgeführt werden (S3-Leitlinie). Die Deutsche Gesellschaft für Neurologie und die Deutsche Gesellschaft für Psychiatrie, Psychotherapie und Nervenheilkunde empfehlen die Einnahme von Acetylcholinesterasehemmern bei leichter bis mittelschwerer AD (S3-Leitlinie).

- **Memantine** haben einen anderen Wirkmechanismus als Acetylcholinesterasehemmer. Ihre Wirkung bezieht sich auf den Nervenbotenstoff Glutamat, einen weiteren Neurotransmitter, dessen Gleichgewicht bei einer Alzheimer-Erkrankung gestört ist. Durch Memantine werden schädigende Wirkungen von Glutamat blockiert und Lern- und Gedächtnisprozesse können besser funktionieren. Es kommt auch zu Verbesserungen bei den sogenannten Aktivitäten des täglichen Lebens. Memantin wird von der Deutschen Gesellschaft für Neurologie und der Deutschen Gesellschaft für Psychiatrie, Psychotherapie und Nervenheilkunde für die mittelschwere bis schwere AD empfohlen (S3-Leitlinie).

Bei beiden Medikamententypen sind allerdings zahlreiche Nebenwirkungen (wie Erbrechen, Kopfschmerz, Übelkeit, Müdigkeit, Erschöpfung, Verdauungsstörungen, Schwindel) und etwaige Wechselwirkungen mit anderer Medikation zu beachten (S3-Leitlinien). Zudem sprechen nicht alle behandelten Patienten auf die Medikamente an (DEGAM-Leitlinien). Meist kommt es auch nach Absetzen der Medikamente zu einer Zustandsverschlechterung. Aus bisheriger Sicht können Medikamente gegen Demenz diese nicht heilen, aber den fortschreitenden Verlauf der Demenz unter Umständen um einige Zeit abzumildern.

Einige Studien liefern Hinweise, dass Präparate aus den Blättern des Ginkgo-biloba-Baums möglicherweise Demenzsymptome verbessern können und zu besserer kognitiver Hirnleistungsfähigkeit führen, jedoch besteht keine eindeutig nachgewiesene Wirksamkeit. Sie werden gemeinhin nicht zur Therapie von demenziellen Erkrankungen empfohlen (S3-Leitlinien; DEGAM-Leitlinien).

Weitere Medikamente sind für die Behandlung der AD nicht zugelassen, weil eine Wirkung wissenschaftlich nicht belegt ist. Dies gilt z. B. für die früher eingesetzten Nootropika (z. B. Piracetam, Nicergolin) und für Medikamente und Präparate wie Östrogene, Statine/Lipidsenker, verschiedene Rheumamedikamente ohne Cortison und verschiedene Vitamine (DEGAM-Leitlinien; S3-Leitlinien; Pantel 2009).

Des Weiteren wird eine medikamentöse Behandlung mit Psychopharmaka zur Milderung von nichtkognitiven Begleitsymptomen (s. oben) der AD eingesetzt. Antidepressiva wirken gegen die niedergeschlagene Stimmung und Angst, Neuroleptika bedingt gegen Unruhe, Wahngedanken und Sinnestäuschungen. Dabei sollte aber auf bestimmte Kontraindikationen aufgrund der demenziellen Erkrankung geachtet (z. B. Vermeiden anticholinerger Medikation) und die Alternative nichtmedikamentöser Therapien bevorzugt werden, da Neuroleptika erhebliche Nebenwirkungen haben können. Die Gabe von Neuroleptika und anderen sedierenden Medikamenten wird daher nur in zweiter Linie, und wenn es sich nicht vermeiden lässt, empfohlen. Verhaltenstherapie, z. B. zur Behandlung von Depressionen, ist zumindest im Frühstadium der Erkrankung eine wirksame Möglichkeit (S3-Leitlinien, DEGAM-Leitlinie).

■■ Psychosoziale Therapie und andere nichtmedikamentöse Therapien

Bei Weitem nicht alle Methoden zur Verbesserung des Gedächtnisses und der Konzentrationsfähigkeit sind für Alzheimer-Patienten von Nutzen. Manche können sich sogar als kontraproduktiv erweisen, wie bei kognitiven Therapieprogrammen, bei denen es um das Erlernen neuer Merkstrategien geht (z. B. unterschiedliche Formen von Gedächtnistraining).

Da die Betroffenen gerade unter der abnehmenden Fähigkeit leiden, Neues zu erlernen, führen solche Übungen dem Betroffenen seine Mängel ständig vor Augen und verursachen Frustration, Enttäuschung und Verärgerung. Das gilt auch für das Realitäts-Orientierungs-Training (ROT), ein Ansatz zur Verbesserung der zeitlichen und räumlichen Orientierung sowie der Erinnerung an Situationen und Personen. Dabei werden z. B. Wege zu bestimmten Orten markiert oder Namensschilder verwendet. Bei strenger Anwendung und in fortgeschrittenem Stadium kann dies zu Überforderung und Frustration führen.

Deswegen sind generell ressourcenorientierte Maßnahmen besser. Die Patienten werden nicht frustriert, sondern es wird das gefördert, was sie noch können.

Methoden der Physiotherapie, besonders Bewegungstherapie, können viel dazu beitragen, die Betroffenen zu aktivieren und aufzumuntern (DEGAM-Leitlinie). Spaziergänge und Entspannungsübungen können gut tun. Da das Gefühl für Rhythmus lange erhalten bleibt, können auch Verfahren der Musiktherapie Erfolge bringen. Das kann Musik hören (besonders mit Bezugnahme auf den biographischen Hintergrund, sog. „preferred music"), selbst Musik machen oder Tanztherapie (besonders bei eingeschränkten kommunikativen Fähigkeiten, S3-Leitlinie) sein. Im Mittelpunkt steht immer, dass der Betroffene Freude an der jeweiligen Betätigung hat, da mit diesen Therapien vorwiegend die emotionale Ebene angesprochen wird (DEGAM-Leitlinie). Das kann auch das Selbstwertgefühl heben. Weitere Informationen zu den Wirkungsweisen von Musiktherapie z. B. auf die Kommunikationsfähigkeit und das Wohlbefinden von Menschen mit Demenz finden sich bei Schall (2012).

In diesem Sinne soll auch die Validation wirken, bei der es sich um die Kombination spezieller Interaktionstechniken und einer bestimmten Haltung gegenüber dem Betroffenen handelt. Dabei steht im Mittelpunkt, den Betroffenen und seine Bedürfnisse ernst zu nehmen und zu respektieren (z. B. nach Feil 2010). Es wird auch versucht, ihm bei der Erhaltung der Erinnerung an Ereignisse seines Lebens zu helfen (Remineszenztherapie). Bei der Selbsterhaltungstherapie (SET, z. B. Romero 2004) handelt es sich um ein neuropsychologisches Trainingsverfahren, bei dem versucht wird, Kontinuitätsverlust, Erlebnisarmut, Persönlichkeitsveränderung und Selbstwissensverlust zu lindern.

Einsetzende Beeinträchtigungen können auch mit Methoden der Ergotherapie teilweise wieder ausgeglichen werden. Dabei geht es vor allem um Fertigkeiten zur Bewältigung des Alltags. Trainiert werden dementsprechend Tätigkeiten wie anziehen, waschen, bügeln, Boden kehren, Staub wischen, Geschirr spülen oder abtrocknen, Kartoffeln und Obst schälen oder Kuchen backen. Aber auch hier gilt: Wenn Erfolgserlebnisse ausbleiben und dafür Frustrationen zunehmen, sollte nicht gegen die Defizite antrainiert werden.

■ ■ **Gehirnjogging**
Trotz begrenzter Wirksamkeit (s. auch ▶ Kap. 5) ist eine geistige Aktivierung der Betroffenen aber sehr wohl möglich – nur sind dazu spezielle Verfahren des „Gehirnjoggings" notwendig. Sie werden in spezialisierten Zentren wie Memory-Kliniken angeboten, zu denen der Kontakt über den Hausarzt, den Neurologen oder die neurologische Abteilung in Krankenhäusern hergestellt werden kann. Bei diesen Verfahren wird versucht, noch vorhandene Fähigkeiten zu stärken. Dies kann im Rahmen eines sog. multimodalen Aktivierungstrainings geschehen, das aus geistigen, sozialen und körperlichen Elementen besteht. Die S3-Leitlinie empfiehlt geistige Stimulationsangebote bei demenzieller Erkrankung im frühen und mittleren Stadium.

Eine merkliche Verbesserung des Zustands der Betroffenen kann hierdurch allerdings praktisch nur im ersten Stadium der Krankheit erreicht werden. Zu diesem Zeitpunkt sind noch nicht so viele Nervenverbindungen verloren gegangen, und durch das Training können verbleibende Verbindungen aktiviert oder sogar neue geschlossen werden. Beschädigte Regionen des Gehirns können so eine Zeit lang „umschifft" werden. Es ist aber unmöglich, sie wieder zu „reparieren" oder das Fortschreiten der Krankheit aufzuhalten. Es ist also auch beim Gehirnjogging besonders wichtig, die Übungen individuell abzustimmen, um Frustrationen zu vermeiden (DEGAM-Leitlinie).

3.2.2 **Ausblick auf die nächste Sitzung**

Themen		

- Was muss ich beachten, wenn ich etwas verändern will?
- Welche Rolle spielt die Zielsetzung?

3.3   Materialien

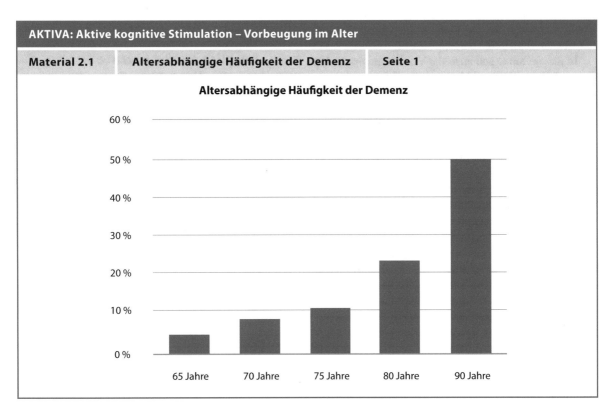

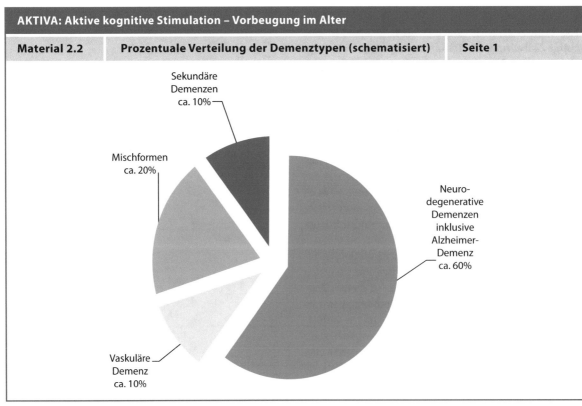

AKTIVA: Aktive kognitive Stimulation – Vorbeugung im Alter

| Material 2.3 | Unterscheidungsmerkmale von Alzheimer- und vaskulärer Demenz | Seite 1 |

	Alzheimer-Demenz	Vaskuläre (gefäßbedingte) Demenz
Ursache	Transmitterstörung (u. a. Acetylcholin und Glutamat) und Veränderungen von Nervenzellen im Gehirn (amyloide Plaques), die zum Tod der Nervenzelle führt	Kleine Infarkte im Gehirn, die zum Absterben der Nervenzellen führen
Beginn	Schleichender Beginn	Abrupter Beginn
Verschlechterung	Allmähliche Verschlechterung	Stufenweise Verschlechterung
Verlauf	Progredienter (fortschreitender) Verlauf	Zeitlicher Zusammenhang zwischen akuter Durchblutungsstörung (Schlaganfall, „Schlägle") und Verschlechterung. Normalerweise kommt es zu einer Erholung nach einem Infarkt (Kurve geht wieder etwas nach oben), aber das frühere Ausgangsniveau wird nicht mehr erreicht

AKTIVA: Aktive kognitive Stimulation – Vorbeugung im Alter

| Material 2.4 | Verlauf der Alzheimer-Demenz | Seite 1 |

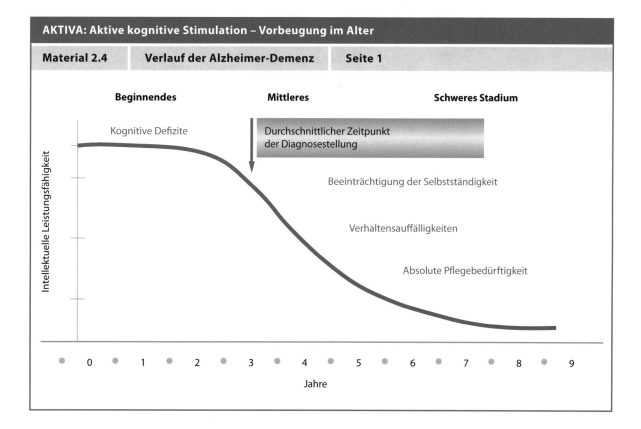

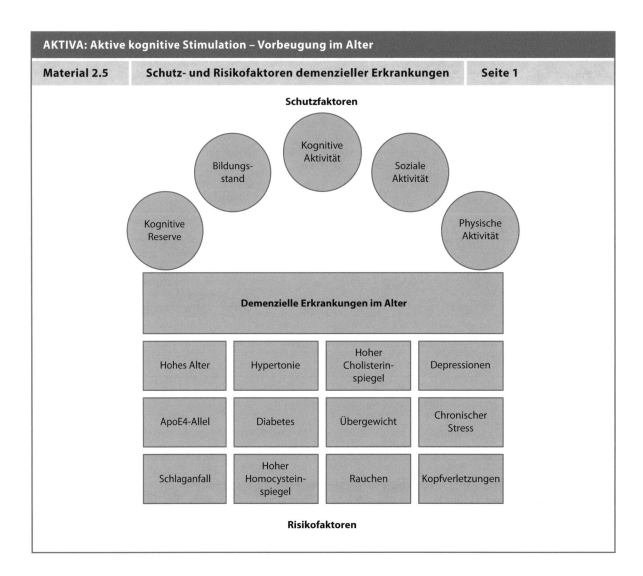

AKTIVA: Aktive kognitive Stimulation – Vorbeugung im Alter

| **Material 2.5** | **Schutz- und Risikofaktoren demenzieller Erkrankungen** | **Seite 1** |

Schutzfaktoren

Kognitive Aktivität

Bildungs-stand

Soziale Aktivität

Kognitive Reserve

Physische Aktivität

Demenzielle Erkrankungen im Alter

Hohes Alter	Hypertonie	Hoher Cholisterin-spiegel	Depressionen
ApoE4-Allel	Diabetes	Übergewicht	Chronischer Stress
Schlaganfall	Hoher Homocystein-spiegel	Rauchen	Kopfverletzungen

Risikofaktoren

AKTIVA: Aktive kognitive Stimulation – Vorbeugung im Alter

Material 2.6	Infobroschüre Teil 2	Seite 1

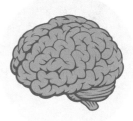

Infobroschüre Teil 2: Wissenswertes über Demenz

> Lass dich nicht gehen, geh selbst!
> (Magda Bentrup)

Was ist Demenz?

Demenz ist eine im Alter auftretende Erkrankung des Gehirns, bei der es zu einer fortschreitenden Einschränkung der geistigen Leistungsfähigkeit kommt. Demenz ist charakterisiert durch eine objektiv nachweisbare erworbene Beeinträchtigung des Gedächtnisses sowie durch einen zunehmenden Verlust früherer intellektueller Fähigkeiten (z. B. abstraktes Denken, Urteilsvermögen, Konzentrationsfähigkeit). Die Gedächtnisstörungen sind teilweise mitverantwortlich für räumliche und zeitliche Orientierungsstörungen. Im Verlauf der Erkrankung kann es auch zu Veränderungen in Persönlichkeit kommen (z. B. Änderungen im Sozialverhalten oder in der emotionalen Kontrolle).

Es lassen sich verschiedene Formen der Demenz unterscheiden (siehe Tortendiagramm), wobei die Alzheimer-Demenz wohl die Bekannteste unter ihnen ist. Bei der Alzheimer-Demenz kommt es ebenfalls zu den bereits oben beschriebenen Leistungseinbußen und zusätzlich lassen sich im Gehirn typische neuropathologische Kennzeichen nachweisen. Die Ursache für Alzheimer-Demenz ist nicht bekannt. Eine Vielzahl unveränderbarer (z. B. genetischer) und veränderbarer (umwelt- und verhaltensbezogener) Faktoren können das Risiko beeinflussen.

Was sind die Risikofaktoren für Alzheimer-Demenz?

Risikofaktoren sind unter anderem: Depressionen, Diabetes, erhöhter Blutdruck, Übergewicht im mittleren Alter, hoher Cholesterinspiegel, Rauchen, Mangel an sozialen Kontakten, wenig Bewegung, fehlende geistige Aktivität … Viele dieser Faktoren sind beeinflussbar bzw. behandelbar und geben so jedem die Möglichkeit, aktiv das Risiko für Demenz zu reduzieren.

Was kann ich vorbeugend gegen Demenz tun?

- Kognitive und physische Aktivität bis ins hohe Alter
- Soziale Kontakte pflegen
- Gesundheitsbewusstes Verhalten

Sitzung 3: Ziele setzen

V. Tesky, J. Pantel, *Geistige Fitness erhalten – das AKTIVA-Programm*,
DOI 10.1007/978-3-7091-1446-9_4, © Springer-Verlag Wien 2013

4.1   Überblick

Zielsetzung
Die Teilnehmer sollen nach der Sitzung wissen, dass eine Veränderung in drei Schritten abläuft und Zeit braucht, bis sie sich etabliert hat (◘ Tab. 4.1, ◘ Tab. 4.2).

◘ **Tab. 4.1** Übersicht: Sitzung 3

Zeit (min)	Inhalt	Literatur	Sozial-form	A/P	Lernziel	Methode	Umsetzung	Material
5	Begrüßung und Vorstellung des Ablaufs		Plenum	P	Struktur, Interesse wecken	Frontale Darbietung, Ansprache	Moderator stellt Tagesordnung und Zielsetzung der Sitzung vor	– FC mit Tagesordnung – Zitat der Woche und Zielsetzung – Stifte
5	Wiederholung der letzten Sitzung		Plenum	P	Wissensauffrischung	Frontale Darbietung, Ansprache	Moderator wiederholt die Inhalte der letzten Sitzung	
5	Vortrag: Voraussetzungen für Veränderungen und Bilanz ziehen	Fischer-Epe 2006; Kellner 2001; Ribul 2003; Christiani 1997; Eckford u. Lambert 2004	Plenum	P	Bedeutung verstehen und auf sich selbst anwenden: Wo stehen die einzelnen Teilnehmer? Wo sind Motivationsquellen? Was raubt Energie, was kommt zu kurz?	Frontale Darbietung, Ansprache	Moderator erläutert diesen Punkt und fordert die Teilnehmer dann auf, für sich zu überlegen, wie es bei ihnen aussieht	– Vortrag – FC
5	Teilnehmer für sich Bilanz ziehen lassen		Einzelarbeit	A	Bewertung der eigenen Situation	Einzelarbeit, Übung	Teilnehmer notieren sich Antworten zu den vorgegebenen Fragen auf den Coaching-Kärtchen	– Coaching-Kärtchen, ▶ Material 3.1 (◘ Abb. 4.1) 📖 🌐
5	Vortrag: Ziele überprüfen, SMART-Prinzip	Perels et al. 2007; Kehr 2002; Kellner 2001; Ribul 2003; Glaschke 2004; Goldman u. Mahler 1995	Plenum	P	Verstehen, was das bedeutet: Was will ich? Was kann ich realisieren? Wie kann ich es messen?	Frontale Darbietung, Ansprache	Moderator erläutert diesen Punkt	– Vortrag – FC
5	Teilnehmer 2–3 Ziele nach dem SMART-Prinzip bearbeiten lassen		Plenum	A	Verstehen, in welcher Reihenfolge man sich welche Gedanken über Ziele machen sollte	Übung	Ungeordnete Aussagen am FC sollen von den Teilnehmern in eine Reihenfolge gebracht werden	– FC

☐ **Tab. 4.1** *(Fortsetzung)* Übersicht: Sitzung 3

Zeit (min)	Inhalt	Literatur	Sozial-form	A/P	Lernziel	Methode	Umsetzung	Material
5	Vortrag: Einstellung überprüfen	Kellner, 2001; Eckford u. Lambert 2004	Plenum	P	Verstehen, was Veränderung bisher verhindert hat, welche Vorurteile/Blockaden es gibt	Frontale Darbietung, Ansprache	Moderator erläutert diesen Punkt und fordert die Teilnehmer dann auf, für sich zu überlegen, wie es bei ihnen aussieht	– Vortrag – FC
5	Teilnehmer überlegen lassen, woran es bei ihnen in der Vergangenheit gelegen hat, dass sie etwas nicht umgesetzt haben		Einzelarbeit	A	Verstehen, dass es oft an der eigenen Einstellung liegt, wenn etwas nicht umgesetzt wird	Einzelarbeit, Übung	Teilnehmer notieren sich Antworten zu den vorgegebenen Fragen auf den Coaching-Kärtchen	– Coaching-Kärtchen, ▶ Material 3.2 (☐ Abb. 4.2) 📖 🌐
5	Pause			A	Auflockerung			
10	Ausfüllen des Wochenprotokolls		Einzelarbeit	A	Struktur	Einzelarbeit		– Wochenprotokolle
15	Buch/Ereignis der Woche		Plenum	A/P		Frontale Darbietung, Austausch	Ein Teilnehmer stellt Buch/Ereignis anhand des Schemas vor	
5	Ausblick auf die nächste Sitzung		Plenum	P	Struktur	Frontale Darbietung, Ansprache	Moderator gibt Ausblick auf die nächste Sitzung	– FC
10	Blitzlicht		Plenum	A	Abschluss der Sitzung	Austausch	Jeder sagt einen Satz zur Sitzung	
85	Ende							
	Verteilen der Infobroschüre				Inhalte der Sitzung vertiefen	Einzelarbeit zu Hause		– Infobroschüre, ▶ Material 3.3 (☐ Abb. 4.3) 📖 🌐

FC Flipchart.

◼ Tab. 4.2 Moderatoranweisungen für Sitzung 3

Zeit (min)	Inhalt	Materialien	Moderationsbeispiele
5	Begrüßung Vorstellung des und Ablaufs	– FC mit Tagesordnung – Zitat der Woche und Zielsetzung – Stifte – Themen der 3. Stunde auf FC schreiben	*Liebe Teilnehmerinnen und Teilnehmer, ich möchte Sie heute zu unserer dritten AKTIVA-Sitzung begrüßen und freue mich, dass Sie wieder alle gekommen sind. In der heutigen Sitzung, die eine Beratungssitzung ist, möchte ich mit Ihnen Folgendes zusammen bearbeiten:* *1. Wiederholung der wichtigsten Punkte der letzten Sitzung* *2. Veränderungen brauchen Vorbereitung. Was sollte zuerst getan werden?* *3. Wochenprotokolle ausfüllen* *4. Buch und Ereignis der Woche anhören* *5. Ausblick auf die nächste Sitzung erhalten*
5	Wiederholung der letzten Sitzung		*Ich möchte kurz wiederholen, was wir in der letzten Sitzung erarbeitet haben.*
5	Vortrag: Voraussetzungen für Veränderungen und Bilanz ziehen	– Vortrag – Stichwörter auf FC notieren	*Ich möchte Ihnen jetzt einen Überblick darüber geben, was man tun sollte, wenn man etwas verändern möchte. Am besten geht man dabei in 3 Schritten vor: Bilanz ziehen – Ziele überprüfen – Einstellung überprüfen.* Kurze Erläuterung der drei Schritte (◼ Abschn. 4.2.1). *Bilanz ziehen bedeutet, dass man sich überlegen soll, was gut läuft bzw. was nicht so gut läuft im Leben. Generell kann man im Hinblick auf sein gesamtes Leben oder bezogen auf den Beruf Bilanz ziehen. Hier im Rahmen von AKTIVA sollen Sie darauf gucken, was Sie schon alles machen, um Demenz vorzubeugen, und woran es Ihnen in diesem Hinblick noch fehlt. Denken Sie nochmal an all die Risikofaktoren der Demenz und überlegen Sie, was Sie schon alles machen, um diese zu reduzieren, und was Sie noch machen könnten. Zum Beispiel: Achten Sie auf Ihre Ernährung und betätigen sich geistig, aber körperliche Bewegung kommt bei Ihnen zu kurz?*
5	Teilnehmer für sich Bilanz ziehen lassen	– Coaching-Kärtchen Teil 1, ► Material 3.1 (◼ Abb. 4.1) 📖 🌐	*Ich habe jetzt für jeden von Ihnen ein Kärtchen, auf dem Sie Bilanz ziehen können (im Hinblick auf die Vorbeugung von Demenz). Oben steht Teil I, das bedeutet, dass Sie gleich noch einen zweiten Teil bekommen werden. Füllen Sie einfach das Kärtchen aus. So bekommen Sie ein Gefühl davon, was es heißt, Bilanz zu ziehen und welche Fragen dabei zu beantworten sind. Wenn alle fertig sind, gehen wir zum nächsten Schritt.*
5	Vortrag: Ziele überprüfen	– Vortrag – SMART-Prinzip auf FC notieren	Kurzer Vortrag zum SMART-Prinzip (◼ Abschn. 4.2.1).
5	Teilnehmer 2–3 Ziele nach dem SMART-Prinzip bearbeiten lassen	– Aussagen auf FC notieren	*Ich möchte jetzt gerne, dass wir an einem Beispiel üben, was es heißt, ein Ziel SMART zu machen. Wer nennt mir ein mögliches Ziel?* *Sie sollen so ein Gefühl dafür bekommen, was bei der Zielsetzung zu beachten ist.* Das genannte Beispiel wird dann nach dem SMART-Prinzip durchgesprochen. Dazu ein neues FC verwenden.
5	Vortrag: Einstellung überprüfen	– Vortrag – Stichwörter auf FC notieren	Kurzer Vortrag *Beim „Einstellung Überprüfen" geht es darum, herauszufinden, warum es oft nicht klappt, wenn man sich etwas vorgenommen hat. Welche Ausreden hat man parat und was könnte man stattdessen sagen, um seinem Ziel näher zu kommen?*
5	Teilnehmer überlegen, woran es bei ihnen in der Vergangenheit gelegen hat, dass sie etwas nicht umgesetzt haben	– Coaching-Kärtchen Teil 2 ausfüllen lassen, ► Material 3.2 (◼ Abb. 4.3) 📖 🌐	*Ich möchte, dass Sie jetzt auf dem Teil 2 der Kärtchen eintragen, was Sie schon immer mal machen wollten, und gleich darunter, welche Argumente Sie verwendet haben, um es doch nicht zu tun (also so eine Art Ausrede …). Dadurch möchte ich, dass Sie sich bewusst machen, woran es liegt, wenn Sie etwas nicht umsetzen, und ob Sie dazu neigen, immer die gleichen Ausflüchte zu benutzen.* Hinweis für die Teilnehmer, dass die Kärtchen Teil 1 und Teil 2 eine Art Vorübung für die nächste Woche sind.

▣ Tab. 4.2 *(Fortsetzung)* Moderatoranweisungen für Sitzung 3

Zeit (min)	Inhalt	Materialien	Moderationsbeispiele
5	Pause		*So, wenn Sie möchten, können wir jetzt eine Pause von 5 Minuten machen. Bitte überziehen Sie die Zeit aber nicht, sonst werden wir nicht pünktlich fertig.*
10	Wochenprotokoll	– Wochenprotokolle	*Jetzt sollen Sie bitte Ihr Wochenprotokoll ausfüllen. Suchen Sie sich das mit Ihrem Code heraus und legen Sie es umgedreht auf den Tisch, wenn Sie fertig sind.*
15	Buch/Ereignis der Woche		*Jetzt wird uns Frau… / Herr… ihr / sein Buch der Woche vorstellen.*
5	Ausblick auf die nächste Sitzung	– Ausblick auf FC notieren	*Jetzt gebe ich Ihnen einen Überblick über die nächste Sitzung: Die nächste Sitzung gehört auch zu dem Beratungsmodul und wir werden zusammen erarbeiten, wieso Veränderungen am besten in kleinen Schritten ablaufen sollen. Und Sie werden etwas über die theoretischen Hintergründe des AKTIVA-Projektes erfahren.*
10	Blitzlicht		*Als Abschluss machen wir heute wieder das Blitzlicht. Dazu sagt jeder kurz etwas – wie er sich fühlt, ob es ihm gefallen hat, was er sich für die nächste Stunde wünscht…*
85	Ende		
	Verteilen der Infobroschüre	– Infobroschüre, ▶ Material 3.3 (▣ Abb. 4.3) 📖 🌐	*Bitte nehmen Sie sich den dritten Teil der AKTIVA-Infobroschüre mit nach Hause.*

4.2 Themen der Sitzung

Themen	

1. Wiederholung
2. Voraussetzungen für Veränderungen
3. Wochenprotokolle
4. Buch und Ereignis der Woche
5. Ausblick auf die nächste Sitzung

4.2.1 Voraussetzungen für Veränderungen: Bilanz ziehen, Ziele setzen und Entscheidungen überprüfen

Vorgehen
Flipchart wie unten dargestellt erstellen und Erläuterungen dazu geben bzw. die einzelnen Übungen zu den Punkten (Bilanz ziehen mit Coaching-Kärtchen Teil 1, Ziele nach dem SMART-Prinzip strukturieren und dann Coaching-Kärtchen Teil 2) gemeinsam mit den Teilnehmern durcharbeiten.

Voraussetzungen für Veränderungen
1. Bilanz ziehen
2. Ziele überprüfen
   – S
   – M
   – A
   – R
   – T
3. Einstellung kontrollieren

▪ **Bilanz ziehen**
Vorgehen
💬 Kurz erklären, was „Bilanz ziehen" bedeutet. Im Anschluss an die Erklärungen bekommen die Teilnehmer den ersten Teil der Coaching-Kärtchen und sollen für sich ihre Situation überdenken und die Kärtchen ausfüllen – ▶ Material 3.1 (▣ Abb. 4.1). Die Kärtchen sollten aus festem Karton bestehen. Jeder Teilnehmer bekommt erst Teil 1, später dann Teil 2.

Das Bilanzziehen bezieht sich natürlich nicht auf das gesamte Leben, sondern soll im Hinblick auf einen aktiven und demenzpräventiven Lebensstil gelten. Hier sollen die Teilnehmer an die Schutz- und Risikofaktoren der vorherigen Sitzung denken. Diese können auch noch einmal als Flipchart präsentiert werden.

❯ Diese Übung soll die Teilnehmer befähigen, ihren aktuellen Lebensstil im Hinblick auf Demenzprävention zu analysieren.

■■ **Erläuterungen**

Als Erstes muss eine sogenannte Situationsanalyse gemacht werden. In diesem Analyseschritt wird die Frage geklärt, wo eine Person im Leben steht. Um Bilanz zu ziehen, helfen diese Fragen:

– Was gefällt mir an meinem Leben?
– Welche Eigenschaften, Fähigkeiten und Kenntnisse habe ich? Wo sind meine Ressourcen?
– Was gefällt mir nicht so gut?
– Was fehlt mir in meinem Leben?

■ **Ziele überprüfen**

Vorgehen

Kurz erklären, was „Ziele überprüfen" bedeutet und dann gemeinsam mit den Teilnehmern 2–3 Ziele nach dem SMART-Prinzip am FC bearbeiten (Gelerntes umsetzen). Die Teilnehmer ruhig zu Beginn raten lassen, für welche Begriffe die einzelnen Buchstaben stehen. Diese Übung dient der Vorbereitung auf die nächste Sitzung, da sollen sie dies noch einmal machen.

■■ **Erläuterungen**

Als Nächstes legt jeder für sich ein Ziel fest, das er erreichen möchte, wieder orientiert an der Frage, was im Hinblick auf einen demenzpräventiven Lebensstil verbessert werden könnte. Bei der Beurteilung, ob ein Ziel gut gewählt wurde, helfen die folgenden SMART-Fragen:

– **S**pezifisch: Ist mein Ziel konkret, kann ich es genau beschreiben? Wird deutlich, was ich will?
– **M**essbar: Ist mein Ziel überprüfbar? Kann ich es in einer Maßzahl beschreiben? (z. B. 5 kg abnehmen, 6 km laufen)
– **A**ttraktiv: Ist mein Ziel interessant und anziehend für mich? Warum möchte ich es erreichen?
– **R**ealistisch: Ist mein Ziel umsetzbar, d. h. nicht zu schwer? (Zu hohe Erwartungen lassen einen schnell scheitern und aufgeben!)
– **T**erminiert: Ist mein Ziel absehbar? Lässt sich das Ziel in Teilziele zerlegen? (Termine setzen, das übt Druck aus!)

■■ **SMART-Übung**

Vorgehen

Die Teilnehmer sollen 2–3 Ziele gemeinsam besprechen. Dafür ein Ziel aus dem Plenum erfragen und dann nach dem SMART-Prinzip durcharbeiten.

■■ **Beispiel: „Ich will wieder Schwimmen gehen"**

– **S**pezifisch: Ich will mich körperlich bewegen, fitter und aktiver werden und dafür erscheint mir Schwimmen am geeignetsten.
– **M**essbar: Ich möchte 2-mal pro Woche 30 min im Hallenbad schwimmen und danach noch in den Whirlpool – die Wärme genießen.
– **A**ttraktiv: Wenn ich mein Trainingsprogramm durchhalte, werde ich etwas abnehmen, und meine Hosen passen wieder und ich werde fitter, so dass ich beim Treppensteigen nicht mehr so kurzatmig bin.
– **R**ealistisch: Insgesamt 60 min Aktivität pro Woche passen gut in meinen Zeitplan, und mein Arzt hat auch gesagt, dass ich mir damit nicht zu viel zumute. Den habe ich natürlich vorher gefragt. Nicht, dass ich meinem Herzen zu viel zumute.
– **T**erminiert: Ich werde morgen um 10.00 Uhr das erste Mal ins Schwimmbad gehen und hoffe, dass ich nach 6 Wochen schon erste Erfolge sehe und mein Pensum vielleicht erhöhen kann.

■ **Einstellung kontrollieren**

Vorgehen

💬 Kurz erklären, was „Einstellung kontrollieren" bedeutet. Danach bekommen die Teilnehmer Teil 2 der Coaching-Kärtchen, ▶ Material 3.2 (◨ Abb. 4.2), und sollen diese ausfüllen. Diese Übung dient dazu, sich seine „Ausreden" bewusst zu machen. Hier geht es jetzt generell um Ziele, die sich die Teilnehmer oft vorgenommen und dann aber nicht umgesetzt haben.

In der nächsten Sitzung sollen sie sich dann eine geistig-anregende Tätigkeit überlegen, die sie ab jetzt ausüben möchten, und sollen darauf bezogen Ziel und Einstellung prüfen.

■■ **Erläuterungen**

Als Letztes wird überprüft, woran es liegen kann, dass ich bisher meine Ziele nicht erfolgreich umgesetzt habe. Dazu sollen die letzten Fragen beantwortet werden:

– Warum hat es bisher nicht geklappt?
– Mache ich es mir vielleicht selber unnötig schwer?
– Wie kann ich meinen „inneren Schweinehund" überwinden?
– Wer kann mich bei meinem Vorhaben unterstützen?

4.2.2 Ausblick auf die nächste Sitzung

Themen

- Ablauf von Veränderungen
- Theoretische Hintergründe von AKTIVA
- Freizeitaktivitäten finden und auswählen

4.3   Materialien

AKTIVA: Aktive kognitive Stimulation – Vorbeugung im Alter		
Material 3.1	**Coaching-Kärtchen I**	**Seite 1**

Teil I: Wo stehe ich?

1. Bilanz ziehen

Was mache ich schon alles, um gesund zu bleiben und somit auch einer Demenz vorzubeugen? Das heißt: welche Schutzfaktoren habe ich?

_____

_____

_____

_____

_____

_____

Was fehlt mir? Wo sind meine Risikofaktoren?

_____

_____

_____

_____

_____

_____

AKTIVA: Aktive kognitive Stimulation – Vorbeugung im Alter

| Material 3.2 | Coaching-Kärtchen II | Seite 1 |

Teil II: Was wollte ich oft ändern? Warum hat es nicht geklappt?

2. Ziele überprüfen

Folgendes habe ich mir schon oft vorgenommen:

_____

_____

_____

_____

_____

_____

3. Einstellung überprüfen

Meine bisherige „Ausrede" war: _____

_____

_____

_____

_____

_____

_____

AKTIVA: Aktive kognitive Stimulation – Vorbeugung im Alter

Material 3.3	Infobroschüre Teil 3	Seite 1

Infobroschüre Teil 3: Wie kann ich etwas in meinem Leben verändern?

> Man muss das Unmögliche versuchen, um das Mögliche zu erreichen.
> (Hermann Hesse)

Die 3 Schritte der Veränderung

 Bilanz ziehen:

Als Erstes muss eine sogenannte Situationsanalyse gemacht werden. In diesem Analyseschritt wird die Frage geklärt, wo eine Person im Leben steht. Um Bilanz zu ziehen, helfen folgenden Fragen:

- Was gefällt mir an meinem Leben?
- Welche Eigenschaften, Fähigkeiten und Kenntnisse habe ich?
- Was gefällt mir nicht so gut?
- Welche Dinge rauben mir Kraft?
- Was fehlt mir im Leben?

 Ziele überprüfen:

Als Nächstes legt jeder für sich ein Ziel fest, dass er erreichen möchte. Bei der Beurteilung, ob ein Ziel gut gewählt wurde, helfen die folgenden **SMART**-Fragen:

- **S**pezifisch: Ist mein Ziel konkret, kann ich es beschreiben?
- **M**essbar: Ist mein Ziel überprüfbar?
- **A**ttraktiv: Ist mein Ziel interessant und anziehend für mich?
- **R**ealistisch: Ist mein Ziel umsetzbar, d. h. nicht zu schwer?
- **T**erminiert: Ist mein Ziel absehbar?

Was man sich noch fragen kann:

- Lässt sich das Ziel in Teilziele zerlegen?
- Was ist mein persönlicher Nutzen?
- Was sind die Hindernisse, die es zu überwinden gilt?
- Welche Fähigkeiten oder welches Wissen brauche ich dafür?

 Einstellung kontrollieren:

Als Letztes wird überprüft, woran es liegen kann, dass ich bisher meine Ziele nicht erfolgreich umgesetzt habe. Dazu sollen die letzten Fragen beantwortet werden:

- Warum hat es bisher nicht geklappt?
- Mache ich es mir vielleicht selber unnötig schwer?
- Wie kann ich meinen „inneren Schweinehund" überwinden?
- Wer kann mich bei meinem Vorhaben unterstützen?

Sitzung 4: Freizeitaktivitäten wiederbeleben

V. Tesky, J. Pantel, *Geistige Fitness erhalten – das AKTIVA-Programm*,
DOI 10.1007/978-3-7091-1446-9_5, © Springer-Verlag Wien 2013

5.1   Überblick

Zielsetzung

Die Teilnehmer sollen für sich wissen, wo sie im Leben stehen und was sie gerne verändern möchten. Sie sollen sich auf eine Tätigkeit als Freizeitaktivität festlegen (☐ Tab. 5.1, ☐ Tab. 5.2).

☐ Tab. 5.1 Übersicht: Sitzung 4

Zeit (min)	Inhalt	Literatur	Sozial- form	A/P	Lernziel	Methode	Umsetzung	Material
5	Begrüßung und Vorstellung des Ablaufs		Plenum	P	Struktur, Interesse wecken	Frontale Darbietung, Ansprache	Moderator stellt Tagesordnung und Zielsetzung der Sitzung vor	– FC mit Tagesordnung – Zettel mit Zitat der Woche und Zielsetzung – Stifte
5	Wiederholung der letzten Sitzung		Plenum	P	Wissensauffrischung	Frontale Darbietung, Ansprache	Moderator wiederholt die Inhalte der letzten Sitzung	
10	Erfahrungsaustausch: Was hat sich in der letzten Woche verändert?		Plenum	A	Teilnehmer überlegen sich, ob sich etwas und was sich verändert hat	Erfahrungsaustausch, Diskussion	Moderator stellt Fragestellung vor, leitet Erfahrungsaustausch	
15	Vortrag: Theoretische Grundlagen von AKTIVA Zwischenfrage zur Nonnenstudie: Mögliche Gründe für die Ergebnisse?	Snowdon et al. 2003; Snowdon 2000; Stern 2006, 2009; Wilson et al. 2003, 2007b	Plenum	A/P	Wissensvermittlung	Frontale Darbietung, Ansprache Zuruffrage	Moderator hält kurzen Vortrag, stellt Zuruffrage, notiert Ideen	– Vortrag – FC
10	Ideensammlung: Kognitive Freizeitaktivitäten		Plenum		Teilnehmer überlegen sich Freizeitaktivitäten	Zuruffrage, Ideensammlung	Moderator notiert Ideen	– FC
5	Tätigkeitskärtchen ausfüllen lassen und besprechen	Eckford u. Lambert 2004	Einzelarbeit, dann Plenum	A	Jeder überlegt sich eine Tätigkeit, die er ausführen möchte	Übung, Diskussion, (systemischer Ansatz)	Moderator erklärt die das Vorgehen und lenkt den Austausch	– Tätigkeitskärtchen, ▶ Material 4.1 (☐ Abb. 5.1) 📖 🌐
5	Vortrag: Veränderungen in kleinen Schritten	Ribul, 2003 Goldman u. Mahler 1995	Plenum	P	Verstehen, wie man Veränderungen vornehmen kann	Frontale Darbietung, Ansprache	Moderator hält kurzen Vortrag	– Vortrag – FC
5	Pause			A	Auflockerung			
10	Ausfüllen des Wochenprotokolls		Einzelarbeit	A	Struktur	Einzelarbeit		– Wochenprotokolle

◻ **Tab. 5.1** *(Fortsetzung)* Übersicht: Sitzung 4

Zeit (min)	Inhalt	Literatur	Sozial- form	A/P	Lernziel	Methode	Umsetzung	Material
15	Buch/Ereignis der Woche		Plenum	A/P		Frontale Darbietung, Austausch	Ein Teilnehmer stellt Buch/Er- eignis anhand des Schemas vor	
5	Ausblick auf die nächste Sitzung		Plenum	P	Struktur	Frontale Darbietung, Ansprache	Moderator gibt Ausblick auf die näch- ste Sitzung	– FC
10	Blitzlicht		Plenum	A	Abschluss der Sitzung	Austausch	Jeder sagt einen Satz zur Sitzung	
100	Ende							
	Verteilen der Infobroschüre				Inhalte der Sit- zung vertiefen	Einzelarbeit zu Hause		– Infobro- schüre, ▶ Mate- rial 4.2 (◻ Abb. 5.2) 📖 🌐

A aktive Phase; *FC* Flipchart; *P* passive Phase.

◻ **Tab. 5.2** Moderatoranweisungen für Sitzung 4

Zeit (min)	Inhalt	Materialien	Moderationsbeispiele
5	Begrüßung und Vor- stellung des Ablaufs	– FC mit Tagesord- nung – Zettel mit Zitat der Woche und Zielset- zung – Stifte – Themen der 4. Stunde auf FC schreiben	*Liebe Teilnehmerinnen und Teilnehmer, ich möchte Sie heute zu unserer vierten AKTIVA-Sitzung begrüßen und freue mich, dass Sie wieder alle gekommen sind.* *In der heutigen Sitzung, die auch noch eine Beratungssitzung ist, möchte ich mit Ihnen Folgendes zusammen bearbeiten:* *1. Wiederholung der wichtigsten Punkte der letzten Sitzung* *2. Theoretischer Hintergrund von AKTIVA* *3. Freizeitaktivitäten finden und wählen* *4. Veränderungen in kleinen Schritten* *5. Wochenprotokolle* *6. Buch und Ereignis der Woche* *7. Ausblick auf die nächste Sitzung*
5	Wiederholung der letzten Sitzung		*Ich möchte kurz wiederholen, was wir in der letzten Sitzung erarbeitet haben.*
10	Erfahrungsaustausch: Was hat sich in der letzten Woche verän- dert?		*Berichten Sie mir doch einmal, ob sich in der letzten Woche etwas bei Ihnen verändert hat. Haben Ihnen die drei Schritte der Veränderung bei irgendet- was geholfen? Sind Sie in bestimmten Situationen anders vorgegangen als sonst?*

◧ Tab. 5.2 *(Fortsetzung)* Moderatoranweisungen für Sitzung 4

Zeit (min)	Inhalt	Materialien	Moderationsbeispiele
15	Vortrag: Theoretische Grundlagen von AKTIVA Zwischenfrage zur Nonnenstudie: Mögliche Gründe für die Ergebnisse?	– Vortrag – Ideen auf FC notieren	*Ich möchte Ihnen heute einige theoretische Grundlagen aufzeigen, warum das AKTIVA-Projekt so abläuft, wie Sie es jetzt mitmachen. Als Erstes möchte ich Ihnen die Nonnen-Studie vorstellen. Ein Professor in Amerika untersucht seit 1986 Nonnen in einem Kloster mit verschiedenen Tests und untersucht auch nach dem Tod die Gehirne. Dabei ist ihm Folgendes aufgefallen: Obwohl die Gehirne teilweise voller Alzheimer-Plaques waren, zeigten sich bei den Nonnen keine Symptome wie Gedächtnisprobleme oder Orientierungsschwierigkeiten. Woran kann das liegen? Was meinen Sie?* Als Zuruffrage alle Ideen notieren und besprechen. Danach kurzer Vortrag über Nonnenstudie, kognitive Reserve und Studienergebnisse der Gruppe um Wilson. Es soll deutlich werden, dass Aktivitäten im Alter das Demenzrisiko senken können.
10	Ideensammlung: Kognitive Freizeitaktivitäten	– Ideen auf FC notieren	*Ich möchte jetzt, dass Sie mir Freizeitaktivitäten nennen, von denen Sie denken, dass Sie gut für die mentale Leistungsfähigkeit sind. Rufen Sie mir einfach Ihre Ideen zu und ich schreibe sie auf.*
5	Tätigkeitskärtchen ausfüllen lassen und besprechen	– Tätigkeitskärtchen, ▶ Material 4.1 (◧ Abb. 5.1) 📖 🌐	*Ich möchte nun, dass Sie sich über folgendes Gedanken machen: Gibt es bei den Freizeitaktivitäten, die wir zusammen gesammelt haben, einige, die Sie gerne ausprobieren möchten? Oder haben Sie einige dieser Aktivitäten früher gemacht und würden Sie gerne wieder aufleben lassen? Schreiben Sie auf das Kärtchen die Aktivität, die Sie ab jetzt wiederbeleben wollen und können. Zusätzlich überlegen Sie sich, was Sie daran hindern könnte, diese Aktivität auszuführen und was Sie dann machen können. Sie merken, dass Sie heute genau dieselben Fragen beantworten sollen wie letzte Woche. Nur sollen Sie sich heute überlegen, was Sie tatsächlich ändern wollen.*
10	Vortrag: Veränderungen in kleinen Schritten	– Vortrag – Punkte auf FC notieren	*Ich möchte Ihnen kurz erklären, was wichtig daran ist, dass man sich ein Ziel in kleinen Schritten vorstellt, die man nacheinander absolviert. Wichtig ist immer die Belohnung, Selbstbestimmung…* Kurzer Vortrag
5	Pause		*So, wenn Sie möchten, können wir jetzt eine Pause von 5 min machen. Bitte überziehen Sie die Zeit aber nicht, sonst werden wir nicht pünktlich fertig.*
10	Ausfüllen des Wochenprotokolls	– Wochenprotokolle	*Jetzt sollen Sie bitte ihr Wochenprotokoll ausfüllen. Suchen Sie sich das mit Ihrem Code heraus und legen Sie es umgedreht auf den Tisch, wenn Sie fertig sind.*
15	Buch/Ereignis der Woche		Jetzt wird uns Frau…/Herr… sein/ihr Buch der Woche vorstellen.
5	Ausblick auf die nächste Sitzung	– Ausblick auf FC notieren	*Jetzt gebe ich Ihnen einen Überblick über die nächste Sitzung: Die nächste Sitzung gehört auch zu dem Beratungsmodul und wir werden zusammen erarbeiten, was Motivation ist und wie man sich selbst motivieren kann.*
10	Blitzlicht		*Als Abschluss machen wir heute wieder das Blitzlicht. Dazu sagt jeder kurz etwas – wie er sich fühlt, ob es ihm gefallen hat, was er sich für die nächste Stunde wünscht…*
100	Ende		
	Verteilen der Infobroschüre	– Infobroschüre, ▶ Material 4.2 (◧ Abb. 5.2) 📖 🌐	Bitte nehmen Sie sich den vierten Teil der AKTIVA-Infobroschüre mit nach Hause.

FC Flipchart.

5.2 Themen der Sitzung

Themen

1. Wiederholung
2. Theoretischer Hintergrund von AKTIVA
3. Freizeitaktivitäten
4. Veränderungen in kleinen Schritten
5. Wochenprotokolle
6. Buch und Ereignis der Woche
7. Ausblick auf die nächste Sitzung

5.2.1 Theoretischer Hintergrund von AKTIVA

Vorgehen

Folgendes Flipchart erstellen und Erläuterungen dazu machen. Nach der Vorstellung der Nonnenstudie mit Zuruffrage Ideen sammeln, d. h. neues Flipchart dafür verwenden oder Platz lassen für Ergänzungen der Teilnehmer. Nachdem die Antworten notiert wurden, werden die Punkte „kognitive Reserve" und „Studienergebnisse von Wilson" notiert und besprochen.

> Mental anregende (bzw. kognitiv stimulierende) Freizeitaktivitäten – warum und wozu überhaupt?
> – Die Nonnenstudie
> – Die „kognitive Reserve"
> – Studienergebnisse der amerikanischen Forschergruppe um Robert Wilson

■ **Die Nonnenstudie**

❯ Die Vorstellung dieser Studie soll plausibel machen, dass Aktivitäten, die bis ins hohe Lebensalter durchgeführt werden, einen Schutzfaktor vor Demenz darstellen können.

Die Nonnenstudie des amerikanischen Forschers David Snowdon wurde ab 1986 mit der Beteiligung von etwa 600 amerikanischen katholischen Nonnen im Alter zwischen 76 und 107 Jahren durchgeführt (Snowdon et al. 2003; Snowdon 2000). Snowdon und seine Kollegen wollten untersuchen, wie sich eine einheitliche Lebensweise auf die geistige Leistungsfähigkeit auswirkt. Die Nonnen waren bereit, an verschiedenen Untersuchungen teilzunehmen und nach dem Tod ihr Gehirn für Forschungszwecke zur Verfügung zu stellen. Im Klosterarchiv gab es zusätzlich zahlreiche Aufzeichnungen über die Nonnen, die Auskunft über deren geistige Aktivitäten vor Jahrzehnten gaben. Ein auffälliges Ergebnis bei einigen Nonnen war die Abweichung des pathologischen Gehirnbefunds – Snowdon fand dort zahlreiche Alzheimer-Plaques – von der geistigen Leistungsfähigkeit zu Lebzeiten, die unauffällig war.

Schwester M. arbeitete, bis sie 104 Jahre alt war, und schien darüber hinaus immer geistig rege und nicht beeinträchtigt. Als sie mit 105 Jahren starb, ergab die Untersuchung ihres Gehirns, dass dort viele Plaques vorhanden und auch viele Nervenzellen schon abgestorben waren. Allerdings verhielt sie sich im Alltag unauffällig.

Schwester B. starb mit 85 Jahren an einem Herzanfall. Kurz vor ihrem Tod wurde mit ihr noch ein Test zur geistigen Leistungsfähigkeit durchgeführt, bei dem sie überdurchschnittlich abschnitt, insbesondere ihre Gedächtnisleistungen waren hervorragend. Doch ihr Gehirn wies so viele Plaques auf, dass sie nach der offiziellen Klassifizierung bereits Demenz im Endstadium hatte.

Anscheinend leben die Nonnen unter den besonderen Bedingungen des Klosterlebens – strenge Rituale, Verzicht auf irdische Exzesse, tägliche Konzentration auf den Glauben und sinnstiftende Arbeit bis ins hohe Alter – besonders gesund. Nonnen scheinen geradezu eine Immunität gegen die typische Alterskrankheit Demenz zu entwickeln.

Als Erklärung für diese Ergebnisse (Alzheimer-Gehirn mit Plaques, aber trotzdem hohe kognitive Leistungsfähigkeit, nachweisbar durch kognitive Tests) könnten folgende Hypothesen dienen:

– Die Nonnen im Kloster leben in einer Atmosphäre ohne Stress und Hektik und haben eventuell im Rahmen des Bibelstudiums eine hohe Konzentrationsfähigkeit erlangt. Würden diese Nonnen nun in der Hektik des „normalen" Alltags leben, würden sich kognitive Leistungseinbußen eher bemerkbar machen. Die Lebensweise im Kloster stellt also ein Milieu dar, in dem Alzheimer-Symptome eher kompensiert werden können.

– Ebenso könnte die „kognitive Reserve" (Erklärung s. unten) der Nonnen dazu führen, dass Alzheimer-Symptome nicht auftreten, sondern die nachlassende kognitive Leistungsfähigkeit kompensiert werden kann.

■ **Die kognitive Reserve**

❯ Es soll erklärt werden, dass jeder Mensch eine „kognitive Reserve" hat, die er selber bis ins hohe Alter positiv durch Aktivitäten beeinflussen kann.

Die Bezeichnung „kognitive Reserve" wurde u. a. von Yakoov Stern (2006, 2009) geprägt und bezeichnet die Fähigkeit des Gehirns, auf bisher ungenutzte geistige Potenziale zurückzugreifen, wenn kognitive Fähigkeiten durch eine Gehirnerkrankung bedroht sind. Eine hohe kognitive Reserve geht mit einem verringerten Risiko einher, an Demenz zu erkranken.

Individuen, die über eine große kognitive Reserve verfügen, können Defizite erfolgreicher bewältigen. Dadurch kann sich die Zeitspanne verlängern, in der pathologische Hirnprozesse, wie sie bei einer Demenz auftreten, noch so weit kompensiert werden können, dass keine eindeutigen Defizite der geistigen Leistungsfähigkeit erkennbar werden.

Kognitive Reserve kann aktiv aufgebaut werden: Geistige Tätigkeit, Bildung, berufliche Fertigkeiten, Sprachvermögen und ein reges Sozialleben führen zu einer ausgeprägten kognitiven Stimulation und somit zu einer Vergrößerung der kognitiven Reserve (Sánchez et al. 2002).

Es gibt unterschiedliche Modelle zur kognitiven Reserve: Nach einem passiven Ansatz können größere Gehirne mehr Verlust verkraften, bevor ihre Funktionen beeinträchtigt werden. In diesem Fall ist ein intellektuell und sozial angeregter Lebensstil für eine höhere Synapsendichte verantwortlich.

Ein aktiver Ansatz dagegen geht davon aus, dass bei mehr stimulierenden Freizeitaktivitäten dieselben Verbindungen und Netzwerke effizienter genutzt werden oder dass es leichter fällt, Operationen in andere, alternative Netzwerke zu verlagern. Das Konzept der kognitiven Reserve kann eine Erklärung dafür sein, warum bei hoher Ausgangslage der Erwachsenenintelligenz ein Demenzsyndrom nach den Standardkriterien erst in einem fortgeschrittenen Stadium der Nervenzellzerstörung diagnostiziert werden kann, während bei niedriger Ausgangsintelligenz ein Demenzsyndrom schon bei relativ geringfügiger Hirnpathologie diagnostiziert werden kann (Helmchen u. Reischies 1998).

Gemäß Stern (2006) können als Messlatte für kognitive Reserve sozioökonomischer Status, Bildungsstatus, Buchwissen, Intelligenzquotient sowie Ausmaß und Art der Freizeitaktivitäten herangezogen werden.

Die kognitive Reserve ist keine feste Größe, die bei jedem Menschen immer gleich ist. Sie kann bis ins Alter hinein durch (intellektuelle) Aktivitäten und Beschäftigungen beeinflusst werden und stellt somit einen Ansatz dar, das Risiko, an einer Demenz zu erkranken, durch Eigeninitiative zu reduzieren.

Vielleicht sind daher die vielen Alltags- und Freizeitaktivitäten mancher Nonnen ursächlich dafür, dass Alzheimer-Symptome nicht auftraten. Die Nonnen lesen und reden viel, schreiben, studieren eventuell noch, machen Gartenarbeit, nähen oder stricken, kochen selber, musizieren, gehen in den Gottesdienst, spielen vielleicht auch Schach und haben soziale Kontakte zu Mitgliedern ihrer Gemeinde oder gehen noch der Gemeindearbeit (z. B. in Form von Religionsunterricht) nach.

An diesem Punkt setzt auch AKTIVA an: Es wird unterstellt, dass die kognitive Reserve auch im Alter noch beeinflusst werden kann. Wenn man sich an den Nonnen orientiert, scheint es der Demenz vorzubeugen, wenn man kognitiv stimulierende Freizeitaktivitäten ausführt (Auflistung ▶ Abschn. 5.2.2).

■   **Forschungsergebnisse der Studiengruppe um Robert Wilson**

❯❯ Auch weitere Studien konnten nachweisen, dass kognitiv stimulierende Aktivitäten das Demenzrisiko senken.

Eine Forschergruppe um R. S. Wilson (ähnlich auch die Forscher Verghese und Wang) hat mittels retrospektiver Interviews die Hypothese aufgestellt, dass eine Teilnahme an vielen kognitiv stimulierenden Tätigkeiten (solche wie unten aufgeführt) das Risiko senkt, an Demenz zu erkranken.

Zu Beginn der Untersuchung wurden die Teilnehmer nach der Häufigkeit ihrer kognitiv stimulierenden Aktivitäten zu unterschiedlichen Zeitpunkten der Lebensspanne befragt (vom 6. Lebensjahr bis zur Gegenwart; ca. 80. Lebensjahr).

Zusätzlich wurde ihre kognitive Leistungsfähigkeit mit unterschiedlichen Tests zum Arbeitsgedächtnis, semantischen und episodischen Gedächtnis, zur Wahrnehmungsgeschwindigkeit und räumlichen Vorstellungskraft getestet, sie wurden neurologisch untersucht und zu ihrer Krankengeschichte befragt.

Diese Testungen wurden jährlich wiederholt, um zu sehen, wer eine Demenz oder kognitive Beeinträchtigung entwickelte und wer nicht.

Nach 4 Jahren stellte sich heraus, dass Personen, die kognitiv aktiver waren, weniger häufig an Alzheimer-Demenz erkrankten und seltener leichte kognitive Beeinträchtigungen bzw. einen geringeren kognitiven Verfall aufwiesen.

Dabei war besonders die kognitiv stimulierende Aktivität (im Gegensatz zu sozialer oder physischer Aktivität) im hohen Alter (im Gegensatz zu früherer Aktivität) ausschlaggebend für die Ergebnisse.

Somit kann der Schluss gezogen werden, dass es für kognitiv stimulierende Aktivitäten niemals zu spät ist!

5.2.2   Kognitiv stimulierende Freizeitaktivitäten

Vorgehen

Die Teilnehmer sollen nun mittels Zuruffragen Freizeitaktivitäten benennen, die nach ihrer Meinung kognitiv stimulierend, d. h. mental anregend sind. Unten stehende Aktivitäten sollen ergänzt werden, wenn die Teilnehmer diese nicht nennen. Alle Ideen auf einem Flipchart notieren.

Teilnehmer, die schon viele Aktivitäten und/oder Strategien der Demenzvorbeugung verfolgen, als „Informationsquelle" nutzen. Was machen sie schon alles und wie gelingt es ihnen, auch dabei zu bleiben? Welche Tipps haben sie für die anderen Teilnehmer?

Kognitiv stimulierende Freizeitaktivitäten
Nach Wilson et al. (2002b, 2007b), Verghese et al. (2003, 2006) und Wang et al. (2002):
- Radio hören
- Lesen (Zeitung, Magazine, Bücher)
- Gesellschaftsspiele (Karten, Dame, Schach, Bridge)
- Puzzle
- Ins Museum gehen/Konzerte besuchen
- Bücherei besuchen
- Briefe schreiben
- Fremdsprache lernen
- Studieren
- Malen/zeichnen
- Musizieren
- Produktive Tätigkeiten wie Gartenarbeit, Kochen, Nähen, Stricken, Häkeln, Weben

■ **Und was ist mit Gehirnjogging?**
Das Gehirn ist trotz seiner Plastizität kein Muskel, den man mit simplen Verfahren trainieren kann. Wer Gedächtnistraining macht, wird zwar in den trainierten Übungen immer besser, aber dadurch wird nicht die Merkfähigkeit insgesamt oder das Gedächtnis als Ganzes verbessert. Es werden nur Teilbereiche der mentalen Fähigkeiten verbessert.

Besser als Gehirnjogging mit dem PC sind z. B. Sport und das Erlernen eines Musikinstruments. Kreuzworträtsel und Sudoku sind als Gedächtnistraining eher ungeeignet, da sie viel zu einfach sind, und die Prozesse des Rätsellösens werden mit der Zeit automatisiert. Es wird auf erprobte Nervenzellverbindungen zurückgegriffen, somit sind sie kein wirkungsvolles Gehirntraining.

Ganz anders verhält es sich mit Tätigkeiten wie ein Instrument spielen zu lernen oder sich eine Fremdsprache anzueignen. Diese Aktivitäten schützen eher vor Demenz als das Lösen von Kreuzworträtseln.

■ **Tätigkeitskärtchen für Freizeitaktivitäten**
Vorgehen
📖 Die Teilnehmer sollen sich nun entscheiden, welche Tätigkeit sie ab heute wieder aufleben bzw. beginnen möchten, um kognitiv stimuliert zu werden. Dafür erhält jeder Teilnehmer ein Tätigkeitskärtchen, das er ausfüllen soll – ▶ Material 4.1 (◘ Abb. 5.1).

Der erste Abschnitt formuliert das Ziel: Was möchte der Teilnehmer ab jetzt tun? Das Ziel sollte auch nochmal nach dem SMART-Prinzip formuliert werden (▶ Abschn. 4.2.1).

Dann geht es darum, welche Schwierigkeiten auftreten könnten und was dagegen zu tun ist. Hier werden die Einstellungen überprüft, und es wird gedanklich vorweggenommen, wie in schwierigen Situationen (Zeitmangel, keine Lust…) zu handeln ist.

Die ausgefüllten Kärtchen/Blätter sollten die Teilnehmer mit nach Hause nehmen und sich am besten an den Kühlschrank kleben oder an einen anderen gut sichtbaren Ort.

5.2.3 Veränderungen in kleinen Schritten

Vorgehen
Die folgenden Überschriften sind auf ein Flipchart zu übertragen und die aufgeführten Erläuterungen sind mündlich vorzutragen.

■ **Am liebsten alles sofort!**
Wenn man etwas in seinem Leben verändern möchte, so besteht oft der Wunsch, dies ab sofort zu tun. Schließlich hat man sich einige Gedanken gemacht und ist nun auch motiviert und bereit, Dinge anders zu tun oder anders anzugehen. Der Wunsch ist nun groß, dass diese Veränderung schnell umgesetzt wird. Aber man sollte Vorsicht walten lassen. Obwohl dieser Wunsch gut zu verstehen ist, sollte man eine Veränderung langsam und in kleinen Schritten durchführen. Bisherige Verhaltensweisen sind sehr eingeschliffen und relativ stabil gegenüber Veränderungen. Sie können nicht von einem Tag zum nächsten verändert werden. Um nicht enttäuscht zu werden und um Frustration zu verhindern, empfiehlt es sich daher, die geplante Veränderung in kleine Einheiten aufzuteilen. Diese sollen dann schrittweise umgesetzt werden. Das (Erfolgs-)Geheimnis sind die kleinen aktiven Schritte, die einen näher an das (Gesamt-)Ziel bringen. Wichtig ist dabei nicht, wie schnell man voran kommt, sondern dass man vorankommt.

■ **Die Stufen zum Erfolg!**
Das Ziel, das man erreichen möchte, kann man sich als eine Treppe vorstellen. Beim Ersteigen einer Treppe ist jede Stufe wichtig. Jede Stufe bringt einen voran. Allerdings ist es nicht möglich, alle Stufen auf einmal zu erklimmen! Das geht nur nacheinander. Das (Gesamt-)Ziel sollte also in einzelne Stufen bzw. Etappen eingeteilt werden, die Schritt für Schritt erfolgreich bewältigt werden können.

■ **Zufriedenheit!**
Wenn das Ziel in Etappen aufgeteilt ist, ist es auch leichter, zufrieden mit seinen individuellen Leistungen zu sein.

Denn der Erfolg in den einzelnen Stufen bzw. Schritten ist leichter zu erreichen als das große (Gesamt-)Ziel. So erfährt man auf dem Weg zum Ziel bei jeder Stufe bzw. jedem Schritt Erfolg und Zufriedenheit. Und diese vielen kleinen Erfolge motivieren, weiter am Ball zu bleiben.

- **Ich sage, wo es lang geht!**
Jeder darf natürlich selbst bestimmen, wann die nächste Stufe bzw. der nächste Schritt gemacht werden soll und wie genau das aussehen soll. Über das Tempo und die Ausführung darf jeder selbst entscheiden!

5.2.4 Ausblick auf die nächste Sitzung

Themen	
– Was ist Motivation?	
– Kann ich mich selbst motivieren?	
– Wie geht das?	

5.3 Fakultativ: Individuelle Beratungsgespräche

An dieser Stelle haben Sie die Möglichkeit, individuelle Gespräche mit Ihren Teilnehmern durchzuführen. Sie können hierfür für jeden Teilnehmer 45 min Zeit einplanen und genau besprechen, wie die Durchführung einer kognitiv stimulierenden Tätigkeit umgesetzt werden kann.

- Hierbei sollten Sie Einzeltermine verabreden.
- Eventuell verschiebt sich der nächste Gruppentermin dadurch um 1–2 Wochen, bis alle Teilnehmer ihren Beratungstermin wahrgenommen haben. Dann können Sie ganz normal mit Sitzung 5 weiter machen.
- Im Rahmen der Gespräche sollen Sie lösungsorientiert vorgehen. Es soll der Frage nachgegangen werden, wie eine Umsetzung des Vorhabens gelingen kann.
- Die Einzelgespräche sollten die Verbindlichkeit zur Durchführung auf Seiten der Teilnehmer erhöhen.
- 💬 🌐 Gerne können Sie auch einen „Vertrag" mit den Teilnehmern abschließen – ▶ Material 4.3 (🔲 Abb. 5.3). So kann man die Erfolgsquote erhöhen!

5.4 Materialien

AKTIVA: Aktive kognitive Stimulation – Vorbeugung im Alter		
Material 4.1	**Tätigkeitskärtchen I**	**Seite 1**

Meine „AKTIVA" Freizeitaktivität:

Folgende Tätigkeit werde ich ab heute „wiederbeleben", um noch aktiver zu werden, bzw. folgende Strategie werde ich verfolgen, um Demenz vorzubeugen:

_____

_____

_____

_____

Mein Vorhaben ist (bitte ergänzen):

S pezifsch, weil _____

M essbar, weil _____

A ttraktiv, weil _____

R ealistisch, weil _____

T erminiert, weil _____

Folgende „Hindernisse" oder Schwierigkeiten könnten auftreten, so dass ich meine Tätigkeit nicht ausführen kann:

_____

_____

_____

_____

AKTIVA: Aktive kognitive Stimulation – Vorbeugung im Alter

Material 4.2	Infobroschüre Teil 4	Seite 1

Infobroschüre Teil 4: Wie sollen Veränderungen aussehen?

> Veränderungen machen uns vor allen Dingen deshalb Angst, weil sie uns
> dazu zwingen, uns aus der Hängematte der Gewohnheit herauszubegeben.
>
> (Helga Schäferling)

Wenn Sie sich vornehmen, ab heute etwas sportlicher zu sein, heißt das nicht, dass sie in vier Wochen den Marathon laufen sollen. Und wer sich vornimmt, etwas mehr klassische Literatur zu lesen, muss sich nicht gleich durch einen 800-Seiten-Wälzer quälen. Wichtig ist nur, dass Sie wirklich etwas verändern wollen!

■ Am liebsten alles sofort!

Wenn man etwas im Leben verändern möchte und sich bereits Gedanken über das Wie und Wann gemacht hat, möchte man oft eine schnelle Veränderung herbeiführen. Doch Vorsicht! Obwohl dieser Wunsch gut zu verstehen ist, sollte man eine Veränderung langsam und in kleinen Schritten durchführen. Denn die bisherigen Verhaltensweisen sind sehr stabil und können nicht von einem Tag zum nächsten verändert werden. Um Frustration zu verhindern, empfiehlt es sich, das, was man sich überlegt und vorgenommen hat, in kleine Einheiten aufzuteilen, die dann schrittweise vergrößert werden.

■ Die Stufen zum Erfolg!

Stellen Sie sich eine Treppe vor. Für das Treppensteigen ist jede Stufe wichtig, da jede einzelne einen voran bringt – aber alle auf einmal sind nicht zu bewältigen. Teilen Sie also Ihre Ziele in einzelne Stufen bzw. Etappen, so dass Sie Schritt für Schritt erfolgreich sein können.

■ Zufriedenheit!

Wenn Sie Ihr Ziel aufgeteilt haben, wird es leichter sein, zufrieden mit seinen Leistungen zu sein. Denn der Erfolg in den einzelnen Schritten ist leichter zu erreichen als das große Ziel. So erfahren Sie auf dem Weg zu Ihrem Ziel in jedem Schritt Erfolg und Zufriedenheit. Und wer kleine Erfolge verzeichnen kann, ist motiviert, weiterzumachen.

■ Ich sage, wo es langgeht!

Sie dürfen selber bestimmen, wann Sie den nächsten Schritt machen wollen oder wie dieser aussehen soll. Sie sind also Ihr „eigener Herr".

AKTIVA: Aktive kognitive Stimulation – Vorbeugung im Alter

| Material 4.3 | Tätigkeitsvertrag | Seite 1 |

TÄTIGKEITSVERTRAG

Hiermit verpflichte ich _(NAME)_____ ,

mich, die geistig-anregende Tätigkeit _(WELCHE?)_____ ,

die ich mir selber ausgesucht habe, ab heute _(DATUM)_____ , _(HÄUFIGKEIT)_____ mal pro

Woche durchzuführen.

Folgendes könnte mich davon abhalten: _____

Ich will mir dann aber sagen: _____

Wenn ich mein Vorhaben nicht einhalte, tue ich Folgendes: _____

_____

Unterschrift: _____

Sitzung 5: Motivation

V. Tesky, J. Pantel, *Geistige Fitness erhalten – das AKTIVA-Programm*,
DOI 10.1007/978-3-7091-1446-9_6, © Springer-Verlag Wien 2013

6.1 Überblick

Zielsetzung

Die Teilnehmer sollen nach der Sitzung wissen, wie sie sich selbst motivieren und Situationen, in denen es ihnen an Motivation fehlt, meistern können (◘ Tab. 6.1, ◘ Tab. 6.2).

◘ **Tab. 6.1** Übersicht Sitzung 5: Motivation

Zeit (min)	Inhalt	Literatur	Sozial-form	A/P	Lernziel	Methode	Umsetzung	Material
5	Begrüßung und Vorstellung des Ablaufs		Plenum	P	Struktur, Interesse wecken	Frontale Darbietung, Ansprache	Moderator stellt Tagesordnung und Zielsetzung der Sitzung vor	– FC mit Tagesordnung – Zitat der Woche und Zielsetzung – Stifte
5	Wiederholung der letzten Sitzung		Plenum	P	Wissensauffrischung	Frontale Darbietung, Ansprache	Moderator wiederholt die Inhalte der letzten Sitzung	
10	Erfahrungsaustausch		Plenum	A	Erfahrungsaustausch	Diskussion	Moderator leitet die Diskussion	
5	Abfrage des Vorwissens zum Thema „Motivation"		Plenum	A	Wissensstand der Teilnehmer erfassen	Zuruffrage	Moderator sammelt Ideen auf FC	– FC
5	Vortrag: Was ist Motivation?	Kehr 2002 Keller 1999 Häcker u. Stapf 1998 Krawiec 2012	Plenum	P	Wissensvermittlung	Frontale Darbietung, Ansprache	Moderator erklärt Begriff	– Vortrag – FC
15	Rollenspiele: „Ich würde ja gerne, aber nicht unbedingt heute"		Partnerarbeit, Vorstellung im Plenum	A	Lernen, sich selbst zu motivieren und Ausflüchte zu überwinden	Spiel, Rolle wird eingeschränkt vorgeschrieben	Moderator bestimmt Spieler, gibt Hilfestellung, einige Paare stellen ihre Argumentation vor	– FC – Kärtchen mit Situationen, ▶ Material 5.1 (◘ Abb. 6.1) 📖 🌐
5	Vortrag: Selbstmotivation	Eckford u. Lambert 2004	Plenum	P	Wissensvermittlung	Frontale Darbietung, Ansprache	Moderator hält kurzen Vortrag	– Vortrag – FC
5	Pause			A	Auflockerung			
10	Ausfüllen des Wochenprotokolls		Einzelarbeit	A	Struktur	Einzelarbeit		– Wochenprotokolle
15	Buch/Ereignis der Woche		Plenum	A/P		Frontale Darbietung, Austausch	Ein Teilnehmer stellt Buch/Ereignis anhand des Schemas vor	
5	Ausblick auf die nächste Sitzung		Plenum	P	Struktur	Frontale Darbietung, Ansprache	Moderator gibt Ausblick auf die nächste Sitzung	– FC

◻ Tab. 6.1 *(Fortsetzung)* Übersicht Sitzung 5: Motivation

Zeit (min)	Inhalt	Literatur	Sozial-form	A/P	Lernziel	Methode	Umsetzung	Material
10	Blitzlicht		Plenum	A	Abschluss der Sitzung	Austausch	Jeder sagt einen Satz zur Sitzung	
95	Ende							
	Verteilen der Infobro-schüre				Inhalte der Sitzung vertiefen	Einzelarbeit zu Hause		– Infobro-schüre, ▶ Material 5.2 (◻ Abb. 6.2) 📖 🌐

A aktives Element; *FC* Flipchart; *P* passives Element.

◻ Tab. 6.2 Moderatoranweisungen für Sitzung 5

Zeit (min)	Inhalt	Materialien	Moderationsbeispiele
5	Begrüßung und Vor-stellung des Ablaufs	– FC – Zitat der Woche und Zielsetzung – Stifte – Themen der 5. Sitzung auf FC schreiben	*Liebe Teilnehmerinnen und Teilnehmer, ich möchte Sie heute zu unserer fünf-ten AKTIVA-Sitzung begrüßen und freue mich, dass Sie wieder alle gekommen sind.* *In der heutigen Sitzung, die auch noch eine Beratungssitzung ist, möchte ich mit Ihnen Folgendes zusammen bearbeiten:* *1. Wiederholung der wichtigsten Punkte der letzten Sitzung* *2. Erfahrungsaustausch* *3. Was ist Motivation?* *4. Rollenspiel* *5. Wochenprotokolle* *6. Buch und Ereignis der Woche* *7. Ausblick auf die nächste Sitzung*
5	Wiederholung der letzten Sitzung		*Ich möchte kurz wiederholen, was wir in der letzten Sitzung erarbeitet haben.*
10	Erfahrungsaustausch		*Berichten Sie mir doch einmal, ob Sie in der letzten Woche Ihre ausgesuchte Freizeitaktivität durchführen konnten. Sagen Sie, was gut geklappt hat und was nicht, ob Sie positive Erfahrungen gemacht haben oder woran es gelegen hat, dass Sie es nicht machen konnten.*
5	Abfrage des Vor-wissens zum Thema „Motivation"	– Ideen auf FC notie-ren	*Ich möchte jetzt gerne, dass Sie mir mitteilen, was Sie unter dem Begriff „Moti-vation" verstehen. Was würden Sie sagen, wenn Sie jemand fragt, was Motiva-tion bedeutet? Rufen Sie mir Ihre Ideen zu, ich schreibe sie hier vorne auf.*
5	Vortrag: Was ist Motivation?	– Vortrag – Punkte auf FC schreiben	*Motivation ist gekennzeichnet durch vier Merkmale…* Kurzer Vortrag (▶ Abschn. 6.2.2)
20	Rollenspiele: „Ich würde ja gerne, aber nicht unbedingt heute"	– Argumente und Strategien auf Flipchart notieren – Kärtchen mit Situationen, ▶ Material 5.1 (◻ Abb. 6.1) 📖 🌐	*Ich möchte jetzt, dass sich immer 2 Personen zusammentun und die Situation nachspielen, die Sie als Regieanweisung von mir bekommen.* *Einer von Ihnen stellt die Person dar, die nicht (mehr) mitmachen möchte, der andere soll Sie überzeugen, doch an der geplanten Aktivität teilzunehmen. Spielen Sie die Situation durch, und ich bin gespannt, ob Sie den anderen überreden können.* *Die Paare sollen dann ihre Diskussion/Überredung vortragen. Die Teilneh-mer sollen die Darstellung wertschätzend kommentieren und nochmal die angewendeten Strategien erwähnen.*
5	Vortrag: Selbstmoti-vation	– Vortrag – Punkte auf FC schreiben	*Dann gibt es auch immer die Möglichkeit, sich selbst zu motivieren, wenn man eigentlich keine Lust hat. Wenn solch eine Situation auftaucht, kann man sich folgendermaßen selbst motivieren:* Kurzer Vortrag.

◨ Tab. 6.2 *(Fortsetzung)* Moderatoranweisungen für Sitzung 5			
Zeit (min)	Inhalt	Materialien	Moderationsbeispiele
5	Pause		*So, wenn Sie möchten, können wir jetzt eine Pause von 5 Minuten machen. Bitte überziehen Sie die Zeit aber nicht, sonst werden wir nicht pünktlich fertig.*
10	Ausfüllen des Wochenprotokolls	– Wochenprotokolle	*Jetzt sollen Sie bitte Ihr Wochenprotokoll ausfüllen. Suchen Sie sich das mit Ihrem Code heraus und legen Sie es umgedreht auf den Tisch, wenn Sie fertig sind.*
15	Buch/Ereignis der Woche		*Jetzt wird uns Frau…/Herr… ihr/sein Buch der Woche vorstellen.*
5	Ausblick auf die nächste Sitzung	– Ausblick auf FC notieren	*Jetzt gebe ich Ihnen einen Überblick über die nächste Sitzung: Die nächste Sitzung gehört zu dem Erfahrungsmodul und Sie werden Informationen bekommen zur mentalen Leistungsfähigkeit und zum Gedächtnis im Alter und ich werde Ihnen einige Merkstrategien mitteilen. Zusätzlich werden wir zusammen ein Quiz machen. Es heißt Memory Malerei.*
10	Blitzlicht		*Als Abschluss machen wir heute wieder das Blitzlicht. Dazu sagt jeder kurz etwas – wie er sich fühlt, ob es ihm gefallen hat, was er sich für die nächste Stunde wünscht…*
95	Ende		
	Verteilen der Infobroschüre	– Infobroschüre, ▶ Material 5.2 (◨ Abb. 6.2) 📖 🌐	*Bitte nehmen Sie sich den 5. Teil der AKTIVA-Infobroschüre mit nach Hause.*

6.2   Themen der Sitzung

Themen	
1. Wiederholung	
2. Erfahrungsaustausch	
3. Was ist Motivation?	
4. Rollenspiele	
5. Selbstmotivation	
6. Wochenprotokolle	
7. Buch und Ereignis der Woche	
8. Ausblick auf die nächste Sitzung	

6.2.1   Erfahrungsaustausch

Vorgehen

Die Teilnehmer sollen berichten, ob sie die Tätigkeit, die sie sich vorgenommen haben, ausgeführt haben: Wenn ja, was war gut? Wenn nein, woran hat es gelegen?

6.2.2   Was ist Motivation?

Vorgehen

Zunächst die Teilnehmer selbst überlegen lassen, was Motivation bedeutet, und Ideen auf Flipchart notieren. Dann ein Flipchart nach folgendem Muster erstellen und die Begriffe erklären.

Motivation
— Aktivierung/Ingangsetzen
— Richtung
— Intensität
— Ausdauer
— Extrinsisch/intrinsisch

■   Definitionen zum Begriff „Motivation"

Der Begriff Motivation bezieht sich auf das Ingangsetzen, Steuern und Aufrechterhalten von körperlichen und psychischen Aktivitäten (Zimbardo u. Gerrig 2008) Man versteht darunter auch die aktivierende Ausrichtung des momentanen Lebensvollzugs auf einen positiv bewerteten Zielzustand (Rheinberg 2006). Dies beutet, man ist aktiviert, Dinge zu tun, die einem gut tun. Was einem dabei gut tut, ist bei jedem Menschen verschieden.

Unterscheiden lässt sich dabei die extrinsische Motivation – man tut etwas aus äußerem Antrieb (d. h. wegen

Anerkennung, Geld, Belohnung…), die Tätigkeit ist Mittel zum Zweck – von der intrinsischen Motivation: man tut etwas aufgrund innerer Anreize, die in der Sache liegen (z. B. Erfahrungen machen, Freude erfahren, Erfolg haben…) (Häcker u. Stapf 1998).

Wer intrinsisch motiviert ist, bleibt eher bei der Sache, lässt sich nicht so leicht entmutigen und ist langfristig erfolgreicher als der, der eine Sache nur wegen der Anerkennung oder des Geldes tut.

Aus diesem Grund streben z. B. Unternehmen an, dass ihre Mitarbeiter nicht nur wegen des Geldes arbeiten, sondern auch, weil sie Spaß an der Arbeit haben und sich mit dem Unternehmen identifizieren.

Jeder sollte also versuchen, seine intrinsischen Motive für seine Handlungen zu identifizieren – sich sozusagen bewusst machen, was ihm genau gut tut, wenn bestimmte Dinge getan werden. Man sollte sich also klar machen, dass man etwas für sich, für sein Wohlbefinden oder für seine Lebensqualität tut und nicht in erster Linie für andere.

6.2.3 Rollenspiele

Vorgehen

🗔 Immer zwei Personen gehen als Paar zusammen und bekommen ein Rollenspielkärtchen als Aufgabe. Darauf sind Situationen mit vorgegebenen Rollen beschrieben, die dem ▶ Material 5.1 (🖸 Abb. 6.1) entnommen werden können. Zusammen sollen sie durchspielen, wie der eine versucht, den anderen zu überzeugen, eine geistig anregende Tätigkeit durchzuführen, und auch welche Argumente der „Verweigerer" parat hat. Alle Pärchen sollen dann ihre Diskussion und das Ergebnis präsentieren.

Jedes Pärchen hat ca. 10 min Zeit, sich in die Rolle hineinzusetzen, Argumente zu sammeln und zu proben.

❯ Ziel dieser Übung ist es, ein Gefühl dafür zu bekommen, welche Ausreden oft genutzt werden, um keine Aktivitäten durchzuführen, und welche Gegenargumente sich finden lassen, um es doch zu tun.

Gerne könne auch eigene Beispiele entwickelt werden. Der Fokus soll darauf liegen, Tätigkeiten auszuführen, die geistig aktivierend sind.

6.2.4 Selbstmotivation

Vorgehen

Die folgenden Punkte auf ein Flipchart übertragen und mündlich erläutern.

▬ **Demotivatoren:** Man sollte herausfinden, warum man in bestimmten Situationen nicht motiviert ist. Woran kann es liegen? Wenn man sich bewusst macht, welches die sogenannten Demotivatoren sind, kann man daran etwas ändern. Man kann z. B. Maßnahmen entwickeln, um sie abzubauen.

▬ **Motivatoren:** Im Gegensatz dazu sollte man herausfinden, was einen motiviert. Das Erstellen einer Liste, was einen in bestimmten Situationen motiviert und antreibt (z. B. soziale Anerkennung, Freude…), kann dabei hilfreich sein. Es verschafft Klarheit, warum man bestimmte Dinge gerne tut und wofür sich Anstrengungen lohnen. Wenn klar ist, was einen motiviert, können die Bedingungen entsprechend gestaltet werden.

▬ **Belohnung:** Für Erfolge soll man sich belohnen. Mit kleinen Belohnungen kann man eine Zielerreichung noch mehr genießen.

▬ **Attraktive Ziele:** Man soll sich attraktive Ziele setzen. Und sich auch immer einen Termin festlegen, zu dem ein Ziel erreicht werden soll. Zeitdruck kann unter Umständen auch motivierend sein.

▬ **Nur Sie zählen:** Bei der Erreichung von persönlichen Zielen sollte man sich nicht mit anderen vergleichen. Wer sich immer mit anderen vergleicht, ist schnell mit der eigenen Leistung unzufrieden und ist demotiviert. Die Konzentration sollte auf den eigenen Leistungen und Absichten liegen.

▬ **Sinnsuche:** Man sollte sich den Sinn seiner Handlungen und Absichten klar machen. Wer weiß, warum er bestimmte Dinge tun möchte, gewinnt daraus Energie und Motivation.

▬ **Spaß und Freude:** Das Beste ist, wenn man Freude an einer Tätigkeit hat. Hat man Spaß, dann braucht man praktisch keine Selbstmotivation; denn dann ist man intrinsisch motiviert!

6.2.5 Ausblick auf die nächste Sitzung

Themen	
▬ Kognitive Leistungsfähigkeit im Alter	
▬ Merkstrategien	
▬ Memory Malerei	

6.3   Materialien

AKTIVA: Aktive kognitive Stimulation – Vorbeugung im Alter

Material 5.1	Rollenspielkärtchen	Seite 1

■ Das Klassentreffen

Nach langer Zeit ist ein Klassentreffen geplant. Zwei alte Klassenkameradinnen sind seit der Schulzeit noch befreundet und treffen sich. Das Thema fällt auf das bevorstehende Klassentreffen. Eine Klassenkameradin meint, man habe sich so lange nicht gesehen, da brauche man jetzt auch nicht zu einem Klassentreffen zu gehen. Außerdem sei das immer ein so großer Aufwand. Die andere versucht die Freundin zu überzeugen, doch mitzukommen.

■ Der Ausflug

Mit der Seniorengruppe wird ein Ausflug geplant: eine Schifffahrt zur Loreley. Zwei Freundinnen, die immer zusammen zur Seniorengruppe gehen, überlegen, ob sie gemeinsam an dem Ausflug teilnehmen. Eine Freundin ist der Meinung, sie sei schon oft an der Loreley gewesen und habe keine Lust mitzufahren. Die andere Freundin meint, dass dies doch egal sei, die Loreley sei immer einen Ausflug wert, und versucht, die Freundin davon zu überzeugen mitzukommen. Außerdem sei es doch schön, an der frischen Luft zu sein.

■ Kegeln gehen

Es wird eine neue Freizeitaktivität für ältere Menschen angeboten: „Kegeln am Nachmittag". Eine Dame versucht, ihre Nachbarin davon zu überzeugen, mitzukommen. Die, die nicht mitkommen möchte, hat noch nie gekegelt und hat Angst, sich zu blamieren. Sie meint auch, in ihrem Alter lohne es sich nicht mehr, noch etwas Neues anzufangen.

■ Das Schwimmbad

Zwei Freunde wollen nun, da sie in Rente sind, regelmäßig schwimmen gehen, um sportlich aktiv zu bleiben. Einer der beiden macht aber einen Rückzieher: Er habe keine Badehose und außerdem sei es am Warmbadetag sowieso so voll. Der andere versucht, ihn zu überzeugen, dass Schwimmen ihm aber sehr gut täte.

■ Die Diät

Zwei Freundinnen haben sich zum Kurs „Mit Genuss gesund ernähren" angemeldet, weil sie lernen wollen, worauf man im Alter bei der Ernährung achten soll. Eine der beiden will nicht mehr mitgehen. Sie ist der Meinung, eine Änderung ihres Essverhaltens sei in ihrem Alter nicht mehr angebracht. Die andere möchte aber nicht alleine zum Kurs gehen und versucht, die andere zu überzeugen.

■ Probleme mit dem Fahrkartenautomaten

Zwei Freunde wohnen in unterschiedlichen Städten. Ein Freund ruft bei dem anderen an, um ihn für einen Besuch einzuladen. Dieser lehnt den Besuch mit der Begründung ab, dass er, nachdem sein Auto verschrottet werden musste, keine neues mehr kaufen möchte und somit nicht mehr mobil sei. Daraufhin entgegnet der Freund, dass er doch mit öffentlichen Verkehrsmitteln fahren könne. Aber der Freund meint, er komme mit den neuen Fahrkartenautomaten nicht klar und beim Schaffner Fahrkarten im Zug kaufen gehe ja leider nicht mehr. Daraufhin versucht der Freund ihn zu überreden, sich von Bahnbediensteten die Fahrkartenautomaten erklären zu lassen, um ihn selbstständig dann besuchen zu können.

■ Buch ausleihen

Im Seniorentreff wird wöchentlich abwechselnd von den Teilnehmern ein neu erschienenes Buch vorgestellt. Eine Teilnehmerin sagt, sie kenne sich in der Bibliothek nicht gut genug aus, um ein Buch auszuleihen, außerdem leide sie an einer Sehschwäche und könne keine klein gedruckten Buchstaben lesen. Eine andere Kursteilnehmerin erklärt ihr, wie sie sich in der neuen Bibliothek zurechtfinden kann und dass es dort auch speziell angefertigte Bücher in Großdruck gibt.

AKTIVA: Aktive kognitive Stimulation – Vorbeugung im Alter

| Material 5.2 | Infobroschüre Teil 5 | Seite 1 |

Infobroschüre Teil 5: Wie kann ich mich selbst motivieren?

Auch ein langer Weg beginnt mit dem ersten Schritt.
(Chinesisches Sprichwort)

Was ist Motivation?

- Ein umfassender Begriff, der sich auf das Ingangsetzen, Steuern und Aufrechterhalten von körperlichen und psychischen Aktivitäten bezieht, oder
- die aktivierende Ausrichtung des momentanen Lebensvollzugs auf einen positiv bewerteten Zielzustand.

Es lassen sich noch zwei grundlegende Typen unterscheiden:

- Extrinsische Motivation: man tut etwas aus äußerem Antrieb (d. h. wegen Anerkennung, Geld, Belohnung…).
- Intrinsische Motivation: man tut etwas aufgrund innerer Anreize, die in der Sache liegen (z. B. Erfahrungen machen, Freude erfahren, Erfolg haben…).

Wer intrinsisch motiviert ist, bleibt eher bei der Sache, lässt sich nicht so leicht entmutigen und ist langfristig erfolgreicher als der, der eine Sache nur wegen der Anerkennung oder des Geldes tut. Also versuchen Sie, intrinsisch motiviert zu sein. Sie werden sehen, es lohnt sich!

Motivieren Sie sich, indem Sie sich klar machen, dass Sie etwas für sich, für Ihr Wohlbefinden oder für Ihre Lebensqualität tun. Sie machen es nicht für andere.

Wer sich selbst motivieren kann, Aufgaben zu tun und jeweils einen Sinn darin zu sehen, der geht mit Interesse, Spaß und Freude durchs Leben. Doch natürlich gibt es auch immer wieder Phasen, in denen man nicht so motiviert ist und einfach keine Lust hat.

AKTIVA: Aktive kognitive Stimulation – Vorbeugung im Alter

| Material 5.2 | Infobroschüre Teil 5 | Seite 2 |

Die folgenden Punkte helfen Ihnen bei der Frage „Was kann ich tun, um motiviert zu bleiben?"

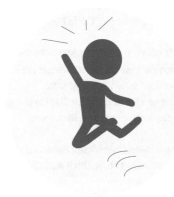

- ✅ Finden Sie heraus, woran es liegt, dass Sie gerade nicht motiviert sind. Machen Sie sich Ihre Demotivatoren bewusst und entwickeln Sie Maßnahmen, um diese abzubauen.

- ✅ Finden Sie heraus, was Sie persönlich motiviert. Machen Sie sich darüber eine Liste (z. B. soziale Anerkennung…). Wenn Sie Klarheit darüber haben, was Sie motiviert, können Sie die entsprechenden Bedingungen gestalten. Sich z. B. mit Bekannten treffen und über die Erfolge sprechen und dafür gelobt werden.

- ✅ Belohnen Sie sich und feiern Sie die Erfolge. Belohnen Sie sich, wenn Sie etwas gut gemacht haben. Beschenken Sie sich oder gönnen Sie sich etwas, wenn Sie Erfolg hatten. Genießen Sie es, wenn Sie Ihre Ziele erreicht haben.

- ✅ Setzen Sie sich attraktive Ziele. Stellen Sie sich vor, wie Ihr Leben aussieht, wenn Sie diese Ziele erreicht haben. Setzen Sie sich auch immer einen Termin, zu dem Sie ein Ziel erreichen wollen. Zeitdruck kann auch motivieren.

- ✅ Vergleichen Sie sich nicht mit anderen. Konzentrieren Sie sich nur auf sich selbst und orientieren Sie sich nicht an anderen. Wer sich immer mit anderen vergleicht, ist schnell mit der eigenen Leistung unzufrieden und demotiviert. Denken Sie auch daran, was Sie in der Vergangenheit für Erfolge hatten.

- ✅ Halten Sie sich immer den Sinn Ihrer Tätigkeit vor Augen. Wer sich über den Sinn einer Handlung klar ist, gewinnt daraus Energie und Motivation.

- ✅ Sehen Sie zu, dass die Tätigkeit Ihnen Spaß macht – dann brauchen Sie keine Selbstmotivation, denn dann sind Sie intrinsisch motiviert!

Sitzung 6: Veränderungen im Alter

V. Tesky, J. Pantel, *Geistige Fitness erhalten – das AKTIVA-Programm*,
DOI 10.1007/978-3-7091-1446-9_7, © Springer-Verlag Wien 2013

7.1   Überblick

Zielsetzung

Die Teilnehmer sollen nach der Sitzung benennen können, welche Erfahrungen sie beim Quiz gemacht haben, und ob es sich lohnt, gewohnte Dinge mal auf eine andere Art und Weise zu versuchen (◻ Tab. 7.1, ◻ Tab. 7.2).

◻ **Tab. 7.1** Übersicht: Sitzung 6

Zeit (min)	Inhalt	Literatur	Sozial-form	A/P	Lernziel	Methode	Umsetzung	Material
5	Begrüßung und Vorstellung des Ablaufs		Plenum	P	Struktur, Interesse wecken	Frontale Darbietung, Ansprache	Moderator stellt Tages-ordnung und Zielsetzung der Sitzung vor	– FC mit Tages-ordnung – Zitat der Woche und Zielsetzung – Stifte
5	Wiederholung der letzten Sitzung		Plenum	P	Wissensauf-frischung	Frontale Darbietung, Ansprache	Moderator wiederholt die Inhalte der letzten Sitzung	
10	Abfrage des Vorwissens: Kognitive Veränderungen im Alter		Plenum	A	Stand des Wissens erfassen	Zuruffrage, Abfrage des Vorwissens	Moderator sammelt Ideen auf FC	– FC
15	Vortrag: Kogni-tive Verände-rungen im Alter Adulte Neuro-genese	Falkenstein u. Sommer 2006 Kempermann 2006 Pantel 2009 Schröder u. Pantel 2010	Plenum	P	Wissensver-mittlung	Frontale Darbietung, Ansprache	Moderator hält kurzen Vortrag	– Vortrag – FC – Handout, ▶ Material 6.1 (◻ Abb. 7.1) 📖 🌐
15	Vorstellung verschiedener Merkstrategien	Kürsteiner 2004	Plenum	P	Merkstra-tegien ver-stehen und anwenden können	Frontale Darbietung, Ansprache	Moderator erklärt die Strategien anhand von Beispielen	– FC – Handout, ▶ Material 6.2 (◻ Abb. 7.2) 📖 🌐
15	Memory Malerei		Plenum, Grup-penar-beit	A	Auflocke-rung	Gruppenar-beit	Moderator mo-deriert Quiz	– Bilder – Kärtchen mit Bildbe-schreibungen, ▶ Material 6.3 (◻ Abb. 7.3) 📖 🌐
5	Pause			A	Auflocke-rung			
10	Ausfüllen des Wochenproto-kolls		Einzel-arbeit	A	Struktur	Einzelarbeit		– Wochenproto-kolle
15	Buch/Ereignis der Woche		Plenum	A/P		Frontale Darbietung, Austausch	Ein Teilnehmer stellt Buch/Er-eignis anhand des Schemas vor	

◼ Tab. 7.1 *(Fortsetzung)* Übersicht: Sitzung 6

Zeit (min)	Inhalt	Literatur	Sozial-form	A/P	Lernziel	Methode	Umsetzung	Material
5	Ausblick auf die nächste Sitzung		Plenum	P	Struktur	Frontale Darbietung, Ansprache	Moderator gibt Ausblick auf die nächste Sitzung	– FC
10	Blitzlicht		Plenum	A	Abschluss der Sitzung	Austausch	Jeder sagt einen Satz zur Sitzung	
110	Ende							
	Verteilen der Infobroschüre	Weil 2006			Einfach durchlesen	Einzelarbeit zu Hause		– Infobroschüre, ▶ Material 6.4 (◼ Abb. 7.4) 📖 🌐

A aktives Element; FC Flipchart; P passives Element.

◼ Tab. 7.2 Moderatoranweisungen für Sitzung 7

Zeit (min)	Inhalt	Materialien	Moderationsbeispiele
5	Begrüßung und Ablauf vorstellen	– FC – Zitat der Woche und Zielsetzung – Stifte – Themen der 6. Stunde auf FC schreiben	*Liebe Teilnehmerinnen und Teilnehmer, ich möchte Sie heute zu unserer sechsten AKTIVA-Sitzung begrüßen und freue mich, dass Sie wieder alle gekommen sind.* *In der heutigen Sitzung, die eine Erfahrungssitzung ist, möchte ich mit Ihnen Folgendes zusammen bearbeiten:* *1. Kognitive Veränderungen im Alter* *2. Adulte Neurogenese/Gedächtnis im Alter* *3. Merkstrategien* *4. Memory Malerei* *5. Wochenprotokolle* *6. Buch und Ereignis der Woche* *7. Ausblick auf die nächste Sitzung*
5	Wiederholung		*Ich möchte kurz wiederholen, was wir in der letzten Sitzung erarbeitet haben.*
10	Abfrage des Vorwissens: Kognitive Ver-änderungen	– Ideen auf FC notieren	*Ich würde jetzt gerne von Ihnen wissen, was Sie unter der kognitiven, also geistigen Verän-derung im Alter verstehen. Was könnte sich verändern? Was ist Ihnen vielleicht an Ihnen selber schon aufgefallen?* *Nennen Sie mir Ihre Ideen, ich notiere sie dann hier auf dem FC.*
15	Vortrag: Kogni-tive Verände-rungen Adulte Neuro-genese	– Vortrag – Punkte auf FC notieren – Handout, ▶ Mate-rial 6.1 (◼ Abb. 7.1) 📖 🌐	*Da haben Sie ja jetzt eine Menge an Ideen genannt. Ich möchte dazu noch einige Ergän-zungen vornehmen. Kognitive Veränderungen im Alter zeigen sich in…* Kurzer Vortrag (▶ Abschn. 7.2.1) und danach Vortrag zur adulten Neurogenese (▶ Abschn. 7.2.2). Nach der Aufzählung zahlreicher Defizite sollte darauf hingewiesen werden, dass man im Alter aktiv die Neubildung von Nervenzellen beeinflussen kann, die wichtig für das Gedächtnis sind.
5	Pause		*So, wenn Sie möchten, können wir jetzt eine Pause von 5 Minuten machen. Bitte überzie-hen Sie die Zeit aber nicht, sonst werden wir nicht pünktlich fertig.*

◘ **Tab. 7.2** *(Fortsetzung)* Moderatoranweisungen für Sitzung 7

Zeit (min)	Inhalt	Materialien	Moderationsbeispiele
15	Merkstrategien	– FC – Handout, ► Material 6.2 (◘ Abb. 7.2) 📖 🌐	*Jetzt möchte ich Ihnen gerne ein paar Merkstrategien vorstellen. Dazu habe ich Ihnen ein Merkblatt vorbereitet, das ich Ihnen jetzt austeile.* *Erläuterungen ► Abschn. 7.2.3.*
15	Memory Malerei	– Bilder – Bildbeschreibungen, ► Material 6.3 (◘ Abb. 7.3) 📖 🌐	*Als Nächstes wollen wir heute ein Quiz machen, bei dem es um Kunst geht. Es heißt „Memory Malerei". Sie bekommen von mir verschiedene Bilder – alles berühmte Gemälde. Einige davon kennen Sie vielleicht. Dazu werde ich Ihnen Bildbeschreibungen austeilen. Ihre Aufgabe ist es, die Beschreibungen den Bildern zuzuordnen. Wenn Sie mit einer Zuordnung sicher sind, können Sie dies vor der Gruppe sagen. Aber Sie müssen Ihre Entscheidung begründen!*
10	Ausfüllen des Wochenprotokolls	– Wochenprotokolle	*Jetzt sollen Sie bitte Ihr Wochenprotokoll ausfüllen. Suchen Sie sich das mit ihrem Code heraus und legen Sie es umgedreht auf den Tisch, wenn Sie fertig sind.*
15	Buch/Ereignis der Woche		*Jetzt wird uns Frau…/ Herr… ihr/sein Buch der Woche vorstellen.*
5	Ausblick auf die nächste Sitzung	– Ausblick auf FC notieren	*Jetzt gebe ich Ihnen einen Überblick über die nächste Sitzung:* *Die nächste Sitzung gehört auch zu dem Erfahrungsmodul und ist auch unsere vorerst letzte Sitzung. Wir werden erarbeiten, wozu die Selbstbeobachtung gut war, und Sie bekommen jeder ein Aktivitätsprotokoll, was ich anhand ihrer Wochenprotokolle erstellt habe. Und Sie können Lob und Kritik am AKTIVA-Projekt äußern.*
10	Blitzlicht		*Als Abschluss machen wir heute wieder das Blitzlicht. Dazu sagt jeder kurz etwas – wie er sich fühlt, ob es ihm gefallen hat, was er sich für die nächste Stunde wünscht…*
110	Ende		
	Verteilen der Infobroschüre	– Infobroschüre, ► Material 6.4 (◘ Abb. 7.4) 📖 🌐	*Bitte nehmen Sie sich die 6. Seite der AKTIVA-Infobroschüre mit nach Hause.*

FC Flipchart.

7.2 Themen der Sitzung

Themen	
1.	Kognitive Veränderungen im Alter
2.	Adulte Neurogenese/Gedächtnis im Alter
3.	Merkstrategien
4.	Memory Malerei
5.	Wochenprotokolle
6.	Buch und Ereignis der Woche
7.	Ausblick auf die nächste Sitzung

7.2.1 Kognitive Veränderungen im Alter

Vorgehen

Ein Flipchart wie in der folgenden Übersicht gezeigt erstellen. Erst nach Zuruffrage Antworten der Teilnehmer zu Veränderungen im Alter notieren und dann das vollständige Flipchart darbieten und die einzelnen Punkte erklären.

Die Informationen zu diesem Thema beruhen auf Angaben in den Publikationen „Geistig fit in jedem Alter" (Pantel 2009), „Die leichte kognitive Beeinträchtigung" (Schröder u. Pantel 2010) sowie den Inhalten eines Seminars des Instituts für Psychologie der Humboldt-Universität Berlin.

> Kognitive Leistungsfähigkeit
> - Aufnahme- und Verarbeitungsgeschwindigkeit
> - Reaktionsgeschwindigkeit
> - Koordination
> - Gedächtnis
> - Lernen
> - Erhöhte Störanfälligkeit

■ **Veränderungen der kognitiven Leistungsfähigkeit**
Der Prozess des Alterns geht mit einer Vielzahl von Veränderungen einher. Neben körperlichen (Sinneswahrnehmung, Bewegungsapparat) kommen insbesondere mentale (Informationsverarbeitung, Intelligenz, Gedächtnis, Lernen) sowie Veränderungen auf neuronaler Ebene vor.

■■ **Veränderungen auf neuronaler Ebene**
Auch das Gehirn verändert sich: Im Alter kommt es zu einer Reduktion der Anzahl der aktiven Nervenzellen, die Konzentration wichtiger Botenstoffe im Gehirn kann abnehmen, und auch die Synapsendichte, die einzelnen Kontaktstellen zwischen Nervenzellen, kann reduziert sein. All dies führt zu einer langsameren Informationsverarbeitung. Dies zeigt sich dann u. a. auch in Form von nachlassenden Reaktionszeiten und im Bereich des Abrufs von gespeichertem Wissen. Ältere Menschen brauchen z. B. mehr Zeit, um die Informationen zu finden, die gerade gefragt sind. Der Verlust von Nervenzellen und Synapsen ist aber kein Phänomen, welches erst im Alter auftritt. Bereits ab dem 20. Lebensjahr kommt es zu diesem Schwund. Untersuchungen mit bildgebenden Verfahren zeigen, dass dieser Verlust insbesondere in den Bereichen des Stirnhirns, wo das Arbeitsgedächtnis sitzt, und im Hippocampus vorkommt.

Das Arbeitsgedächtnis sitzt im sogenannten präfrontalen Kortex des Stirnhirns. Es steuert die Aufmerksamkeit und erhält die Konzentration aufrecht. Das Arbeitsgedächtnis wägt auch ab, welche Informationen ins Langzeitgedächtnis gelangen, um dort abgespeichert zu werden, und welche nicht.

Der Hippocampus unterstützt die dauerhafte Speicherung von Informationen. Er ist für das Einordnen und Abrufen dieser Informationen verantwortlich. Er sortiert auch einlaufende Informationen, so dass wir uns z. B. an die Reihenfolge von Ereignissen erinnern können.

Besonders bei Alzheimer-Patienten (aber auch bei gesunden Menschen mit zunehmendem Alter) ist der Hippocampus früh durch einen Abbau von Nervenzellen und Synapsen betroffen. Deswegen zählen Merkfähigkeitsstörungen und Orientierungslosigkeit zu den ersten Symptomen. Der Hippocampus scheint also die Hirnstruktur zu sein, deren Leistungsabbau wir im Alltag am ehesten zu spüren bekommen.

■■ **Veränderungen der Intelligenz**
Nach Cattell (1971) lassen sich zwei Komponenten der Intelligenz unterscheiden: die kristallisierte (auch: kristalline, pragmatische oder „power") Intelligenz und die fluide (auch: flüssige, mechanische oder „speed") Intelligenz.

Die kristallisierte Intelligenz (hierzu zählen z. B. Wortschatz, Allgemeinwissen oder Erfahrung) wird als stark wissens- und kulturabhängig angesehen und wird im Laufe des Lebens erworben. Sie umfasst die generellen geistigen Fähigkeiten und die Fähigkeit, erworbenes Wissen zur Lösung von Problemen anzuwenden. Die fluide Intelligenz (hierzu zählen z. B. Schnelligkeit der Wahrnehmung oder Reaktionszeit) bezieht sich auf die Basisfähigkeit des Denkens, die Fähigkeit, sich neuen Situationen anzupassen.

🔲 Wie Untersuchungen gezeigt haben, bleibt die kristalline Intelligenz bis ins Alter stabil oder entwickelt sich sogar weiter. Bei der fluiden Intelligenz ist mit zunehmendem Alter ein Abbau zu beobachten (Baltes 1987) – ▶ Material 6.1 (🔲 Abb. 7.1).

■■ **Veränderungen in Teilleistungen, bei denen Geschwindigkeit eine Rolle spielt**
Die Veränderungen im Gehirn sind dafür verantwortlich, dass mit zunehmendem Alter mehr Zeit benötigt wird, um Informationen aufzunehmen, zu verarbeiten und eine Handlung vorzubereiten. Je komplexer eine Situation ist, desto länger kann eine Reaktion dauern, weil das Aufnehmen von Informationen und das Planen einer Handlung mehr Zeit benötigen.

Auch die Menge an Information, die gleichzeitig aufgenommen und verarbeitet werden kann, nimmt mit dem Alter ab. Schwierigkeiten bei der Selektion von relevantem und irrelevantem Material treten auf, wenn nicht genügend Zeit zur Verfügung steht. Dies führt zu nachlassenden Aufnahme- und Verarbeitungsgeschwindigkeiten und somit zu einer langsameren Informationsaufnahme und -verarbeitung.

Auch die Reaktionsgeschwindigkeit lässt im Alter nach. Dies lässt sich aber auch schon ab dem 20. Lebensjahr nachweisen. Wie stark diese nachlassende Reaktionsgeschwindigkeit ausfällt, ist in entscheidendem Ausmaß von der Komplexität der Aufgabe abhängig.

Mit dem Alter wird es auch zunehmend schwieriger, zwei Dinge schnell hintereinander oder gleichzeitig zu tun. Das sogenannte Multitasking fällt immer schwerer. Gründe hierfür liegen wieder in der verminderten Informationsverarbeitungskapazität und Reaktionsgeschwindigkeit.

■■ **Beeinträchtigung des Gedächtnisses**

Im Alter kommt es zu Einbußen im Kurzzeitgedächtnis (KZG) sowie im Langzeitgedächtnis (LZG) bei episodischer Erinnerung und bei der semantischen Erinnerung von wenig genutztem Wissen und Namen.

Auch Gedächtnisstrategien werden weniger effizient und spontan genutzt. Obwohl die Menge an Informationen, die ein Mensch ins KZG aufnehmen kann, beispielsweise die Menge der Zahlen einer zufällig ausgewählten Zahlenfolge, grundsätzlich begrenzt ist, lässt sie sich durch bestimmte Strategien vergrößern, z. B. durch das Gruppieren von Informationen oder den Einsatz von Mnemotechniken (Assoziationen). Im Alter wird es aber zunehmend schwieriger, solche Strategien einzusetzen.

Im prozeduralen Gedächtnis (Gedächtnis für automatisierte Handlungsabläufe) und beim Erinnern häufig genutzten Wissens gibt es dagegen nur geringe altersbedingte Einbußen. Ältere Menschen brauchen lediglich länger, um das Wissen abzurufen.

■■ **Veränderungen im Lernprozess**

Ältere Menschen benötigen auch mehr Zeit, um sich neue Dinge zu merken. Diese längeren Lernzeiten resultieren aus einer Verlangsamung der Informationsverarbeitung. Einmal Gelerntes können sie aber genauso gut behalten wie Jüngere.

Allerdings lernen Ältere weniger gut als Jüngere, wenn der Lerninhalt für sie uninteressant ist oder keinen Sinn ergibt.

— Ältere Menschen haben also eine schlechtere Informationsaufnahme und Informationsverarbeitung, sind generell etwas langsamer und können zwei Sachen auf einmal nicht ganz so schnell und korrekt ausführen. Sie sollten, auch wenn es darum geht, sich Neues zu merken, mehr Aufmerksamkeit auf diese Handlungen verwenden.

— Allerdings ist es auch so, dass ältere Menschen weniger Fehler machen und über mehr Erfahrungen verfügen.

7.2.2 Adulte Neurogenese und Gedächtnis im Alter

Vorgehen

Folgendes Flipchart erstellen und Erläuterungen dazu machen.

Gedächtnis im Alter
— Das Gehirn produziert auch im Alter neue Nervenzellen und Synapsen
— Prozess der adulten Neurogenese

— Wichtig bei Lern- und Gedächtnisvorgängen
— „Nachschub" durch geistige und körperliche Aktivität steigern
— Stress vermeiden – er hemmt

Die Neubildung von Nervenzellen könnte dem altersassoziierten Abbau von Synapsen und Nervenzellen entgegenwirken und dazu beitragen, den Hippocampus im Alter flexibel und anpassungsfähig zu halten.

Früher wurde gedacht, dass Nervenzellen nicht nachwachsen und im Alter auch keine neuen Verbindungen geknüpft werden können. Forscher (u. a. Kempermann 2006) haben herausgefunden, dass das Gehirn, in diesem Falle der Hippocampus, vermutlich bis ins hohe Alter hinein neue Nervenzellen produzieren kann. Man spricht hier von adulter Neurogenese. Neben Synapsen können möglicherweise auch Nervenzellen neu gebildet werden. Das Gehirn ist also nicht fest verdrahtet und zu keiner Regeneration fähig, sondern zeigt eine beachtliche Plastizität und bleibt auch lebenslang lernfähig.

Entscheidend gefördert wird die Neurogenese im Hippocampus durch Reize aus der Umwelt – dies konnte mit Hilfe von Tierexperimenten (Ratten und Mäuse) in den USA nachgewiesen werden. Eine stimulierende und interessante Umwelt (Käfig mit Tunnel, viele Spielzeuge etc.) führte dazu, dass die Fähigkeit zur Neurogenese bis ins Alter erhalten blieb, und machte sich auch in Lerntests bemerkbar, in denen die Mäuse besser abschnitten als ihre „Kollegen", die in reizarmer Umgebung lebten. Es könnte also sein, dass auch für Mäuse ein aktives Leben das Risiko für einen geistigen Abbau mindert.

Wenn neue Nervenzellen gebildet werden, entscheidet sich in einer bestimmten Phase, ob sie in das neuronale Netzwerk eingebaut werden oder nicht, und es wird auch entschieden, an welcher Stelle sie eingesetzt werden sollen. Es werden sozusagen unreife Zellen „auf Vorrat" produziert. Bleiben stimulierende Außenreize aus, stirbt ein großer Teil dieser Zellen wieder ab. Lernreize und die Erfahrung einer komplexen Umwelt, also geistige Aktivität, sorgen dagegen für das Überleben der neuen Nervenzellen.

Aber nicht nur geistige, auch körperliche Aktivität fördert die adulte Neurogenese (bei Mäusen).

❯ Das Gehirn produziert auch im Alter neue Nervenzellen und Synapsen: dies nennt man adulte Neurogenese. Neue Nervenzellen spielen eine wichtige Rolle bei Lern- und Gedächtnisvorgängen. Für neuronalen Nachschub kann man durch geistige und körperliche Aktivität sorgen. Allerdings kann dieser Prozess nicht den kompletten altersbedingten Verlust kompensieren. Verlorenes kann nicht komplett ersetzt werden.

Es scheint auch so zu sein (bisher nur in Tierversuchen nachgewiesen), dass das Hormon Cortisol, ausgeschüttet bei Stress, dazu führt, dass die Vitalität von Nervenzellen beeinträchtigt wird. Die Nervenzellneubildung wird durch Stress gebremst. Folglich wird vermutet, dass ein erfolgreiches Altern ebenso von geistigen und körperlichen Aktivitäten wie von einer Reduktion von Stress abhängt.

7.2.3 Merkstrategien

Vorgehen

Folgendes Flipchart erstellen und Erläuterungen dazu machen. Zum Thema „Organisation/Chunking" sollte das unten beschriebene Supermarktbeispiel vorgestellt werden, die Teilnehmer sollen dazu Begriffe und Oberbegriffe suchen. Der Punkt „bildliche und verbale Assoziationen" kann mit dem Beispiel von Frau Grünwald (s. unten) illustriert und mit weiteren Namen aus der Gruppe geübt werden. Zum Abschluss kann man noch einmal auf das Chunking zurückkommen und fragen, an welche (Ober-) Begriffe sich die Teilnehmer noch erinnern.

🕮 Anschließend werden die Handouts mit den besprochenen Merkstrategien verteilt, ▶ Material 6.2 (◼ Abb. 7.2).

> **Merkstrategien**
> − Organisation bzw. Chunking
> − Rhythmen bilden
> − Sich Zeit nehmen und aufmerksam sein
> − Aktives Wiederholen
> − Bildliche und verbale Assoziationen
> − Externe Gedächtnisstützen

▪ **Organisation bzw. Chunking (Gruppieren und Organisieren)**

Eine der mächtigsten Lernstrategien stellt die Ordnungsstrategie dar. Hierbei handelt es sich um die Umstrukturierung des Materials nach logischen oder anderen Prinzipien der Zusammengehörigkeit. Sie entlastet das Arbeitsgedächtnis, das etwa 5±2 Einheiten umfasst. Jeder Oberbegriff (in der Fachterminologie „Chunk" oder Superzeichen) beansprucht aber nur eine Einheit des Arbeitsgedächtnisses und nicht so viele Einheiten, wie dem Chunk Begriffe zugeordnet sind.

Die Teilnehmer sollen ca. 10–15 Dinge nennen, die man im Supermarkt kaufen kann. Für diese Begriffe sollen sie nun Oberbegriffe/Chunks finden und sich auch gleichzeitig bildlich genau vorstellen, was sie unter den jeweiligen Oberbegriff einordnen und wo dieser Artikel in „ihrem" Supermarkt zu finden ist.

◼ **Tab. 7.3** Übung zum Chunking

Einzelbegriffe	Oberbegriffe
Käse	Molkereiprodukte
Joghurt	
Milch	
Marmelade	Brotaufstrich
Honig	
Wurst	Fleischprodukte
Schinken	
Saure Gurken	Konserven
Oliven	
Mehl	Backartikel
Zucker	

Das obige Beispiel illustriert, wie Sie sich diese Übung vorstellen können (◼ Tab. 7.3). Statt der 11 genannten Artikel müssen sich die Teilnehmer jetzt nur noch fünf Begriffe merken und entlasten dabei ihr Gedächtnis.

▪ **Rhythmen bilden**

Telefonnummern oder PIN-Nummern sollte man sich immer in einem Rhythmus merken, d. h. immer Päckchen bilden. Also nicht 1457332, sondern 14 57 332.

Zusätzlich kann man Nummern auch durch Rechenoperationen logisch machen, beispielsweise für 1457336: 1+4=5, 3+3=6

▪ **Sich Zeit nehmen und aufmerksam sein**

Wenn man sich etwas merken möchte, sollte man dies bewusst tun, sich beim Lernen der Wörter oder Namen Zeit lassen und seine ganze Aufmerksamkeit darauf verwenden. Genauso ist es, wenn man sich nicht mehr an den Inhalt eines Zeitungsartikels erinnert. Oft war man beim Lesen abgelenkt oder hat die Gedanken schweifen lassen und kann deshalb den Inhalt nicht wiedergeben. Wer sich bewusst und voller Konzentration einer Aufgabe oder Handlung widmet, kann sich danach auch besser erinnern.

▪ **Aktives Wiederholen**

Wiederholt man leise oder laut die Dinge, die man sich merken möchte, bleiben sie besser im Gedächtnis.

▪ **Bildliche und verbale Assoziationen (Verknüpfungen), sogenanntes Elaborieren**

Dazu erklären, dass man sich Namen besser einprägen kann, wenn man sich Merkmale des anderen im Gesicht, Körperhaltung, Kleidung anschaut und eine Verbindung zum Namen herstellen kann. Weiterhin wichtig: genau

Nachfragen, wie der andere heißt und den Namen möglichst laut wiederholen (beim Weggehen auch nochmal innerlich).

Bei elaborativen Gedächtnisstrategien wird dem Lernmaterial eine Verknüpfung, bildhafter oder verbaler Natur, hinzugefügt – z. B. eine Geschichte oder ein Bild. Ein einprägsames Beispiel hierfür sind Paarassoziationen (zu Deutsch: Eselsbrücken).

■■ **Beispiel: Frau Grünwald**

„Hallo, mein Name ist Frau Grünwald.“

Nun soll man sich bei Frau Grünwald genau angucken, wie man diesen Namen mit einem Merkmal in Verbindung bringen kann. Nehmen wir mal an, Frau Grünwald hat lockige kurz Haare, die an einen kleinen Wald erinnern. Eventuell hat sie rote Haare und die Komplementärfarbe von rot ist grün. So hat man dann die Verbindung: Frau Grünwald hat einen Wald voll Haaren auf dem Kopf und die Farbe in ihrem Namen ist die Komplementärfarbe von rot.

„Guten Tag Frau Grünwald.“ – Namen wiederholen. Bei Weggehen nochmals leise wiederholen: „Das war Frau Grünwald. Sie hat einen Wald voll Haaren auf dem Kopf.“

Darauf hinweisen, dass diese Methode, da sie ja ungewohnt und neu ist, etwas Zeit braucht, bis man sie automatisch anwenden kann. Als Übung bietet es sich an, mit ein paar Namen aus der Gruppe solche Verknüpfungen zu erstellen. Übung macht hier den Meister.

■ **Externe Gedächtnisstützen**

Wer merkt, dass er sich wirklich wenig behalten kann, sollte auf externe Gedächtnisstrategien zurückgreifen. Das Gedächtnis soll sozusagen nach „außen“ verlegt werden: mittels Kalendern, Merkzetteln und sonstigen Notizen kann man sich auch an Termine etc. erinnern. Ebenso hilfreich ist es, Dinge **immer** an einen Ort zu legen, z. B. den Schlüssel, die Post, den Geldbeutel. So weiß man immer, wo ein Gegenstand liegt und hat den Kopf frei für andere Dinge.

7.2.4   Memory Malerei

Vorgehen

🔖 Die Bilder und die dazugehörigen Beschreibungen – ▶ Material 6.3 (🔲 Abb. 7.3) – auf Kärtchen laminieren. Gerne können auch zur Erhöhung des Schweregrades weitere Bilder mit ihren Beschreibungen hinzugefügt werden. Dabei dürfen die Bilder ruhig abstrakt und nicht auf den ersten Blick in ihrer Gesamtheit zu erfassen sein.

Die aufgeführten Bildbeschreibungen dienen als Anschauungsbeispiel, für die Art und Weise der Beschreibungen. Sie wurden in diesem Fall selbst für das AKTIVA-Training erstellt und formuliert. Sie sind meist relativ kurz und legen den Fokus auf das Bild, welches zu sehen ist. Die Bilder können Sie im Internet oder in Bildbänden finden (z. B. Walther 1990; Montgomery 1992; Renner 1999; Walther u. Metzger 2001; Essers 1999; Grosenick 2007). Selbstverständlich können Sie sich auch eigene Bilder aussuchen und dazu passende Bildbeschreibungen erstellen. Alternativ können Sie auch die Beschreibungen verwenden, die zu den Bildern in den Bildbänden zu finden sind. Sie müssen sich nicht an die ausgewählten Beispiele halten. Wichtig ist nur, dass Sie farbige Bilder auch „in Farbe“ anbieten. Gerne können Sie auch Kunstpostkarten nutzen.

Die Bilder und die Beschreibungen auf einem Tisch auslegen, um den sich die Teilnehmer dann versammeln können. Jeder darf mitraten. Gerne können dann in der Runde die gefundenen Paare präsentiert werden. Ansonsten ist es auch möglich, die Paare auf dem Tisch korrekt anzuordnen.

7.2.5   Ausblick auf die nächste Sitzung

Themen		

- Ergebnisse der Wochenprotokolle
- Selbstbeobachtung

7.3   Materialien

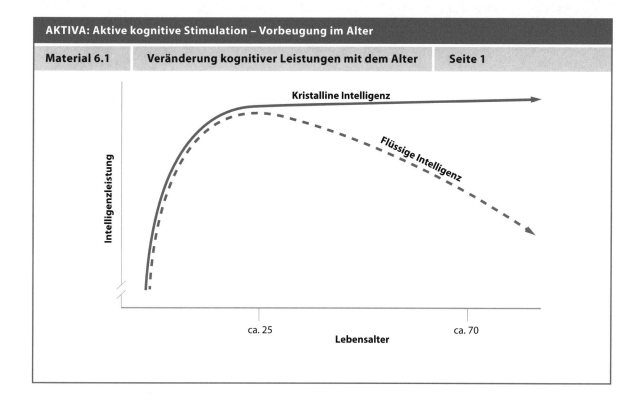

AKTIVA: Aktive kognitive Stimulation – Vorbeugung im Alter

| Material 6.1 | Veränderung kognitiver Leistungen mit dem Alter | Seite 1 |

AKTIVA: Aktive kognitive Stimulation – Vorbeugung im Alter

| Material 6.2 | Merkstrategien | Seite 1 |

Welche Merkstrategien gibt es?

- **Organisation bzw. Chunking:** Eine der mächtigsten Lernstrategien stellt die Ordnungsstrategie dar. Hierbei handelt es sich um die Umstrukturierung des Materials nach logischen oder anderen Prinzipien der Zusammengehörigkeit. Sie entlastet das Arbeitsgedächtnis, das etwa 5 ± 2 Einheiten umfasst. Jeder Oberbegriff (Chunk oder Superzeichen) beansprucht aber nur eine Einheit des Arbeitsgedächtnisses und nicht so viele Einheiten, wie dem Chunk Begriffe zugeordnet sind.

- **Rhythmen bilden:** Telefonnummern oder PIN-Nummern sollte man sich immer in einem Rhythmus merken, d. h. immer Päckchen bilden.

- **Zeit nehmen und aufmerksam sein:** Wenn man sich etwas merken möchte, sollte man dies bewusst tun, sich beim Lernen der Wörter oder Namen Zeit lassen und seine ganze Aufmerksamkeit darauf verwenden. Wer sich bewusst und voller Konzentration einer Aufgabe oder Handlung widmet, kann sich danach auch besser erinnern.

- **Aktives Wiederholen:** Wiederholt man leise oder laut die Dinge, die man sich merken möchte, bleiben sie besser im Gedächtnis.

- **Bildliche und verbale Assoziationen (Verknüpfungen):** Man kann sich Namen besser einprägen, wenn man sich Merkmale des anderen im Gesicht, Körperhaltung, Kleidung anschaut und eine Verbindung zum Namen herstellt. Weiterhin wichtig: genau Nachfragen, wie der andere heißt und den Namen möglichst laut wiederholen (beim Weggehen auch nochmal innerlich).
  Beispiel: „Frau Grünwald"

- **Externe Gedächtnisstützen:** Wer merkt, dass er sich wirklich wenig behalten kann, sollte auf externe Gedächtnisstrategien zurück greifen. Mittels Kalendern, Merkzetteln und sonstigen Notizen kann man sich auch an Termine etc. erinnern. Ebenso hilfreich ist es, Dinge **immer** an einen Ort zu legen, z. B. den Schlüssel, die Post, den Geldbeutel. So weiß man immer, wo ein Gegenstand liegt und hat den Kopf frei für andere Dinge.

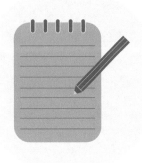

AKTIVA: Aktive kognitive Stimulation – Vorbeugung im Alter

Material 6.3	Memory Malerei – Bildbeschreibungen	Seite 1

- **Einzelne Lilie mit Rot (Georgia O' Keeffe 1928)**
  Ein Teil des Objektes bedeckt die gesamte Leinwand. Es ist aus großer Nähe gemalt, was dazu führt, dass äußere Teile abgeschnitten sind. Durch die Vergrößerung wird das Objekt aus seinem natürlichen Zusammenhang gerissen, wodurch ihm eine besondere, überdimensional große Bedeutung zukommt. Die Nahsicht ermöglicht einen detaillierten Einblick in die individuelle Beschaffenheit. Die Darstellung des Objektes ist nahezu realistisch, wenn auch vereinfacht.

- **Hotel Shelton, New York (Georgia O'Keeffe 1926)**
  Das Objekt wird auf geometrische Grundfiguren, klare Linien und glatte Oberflächen reduziert. Der sachliche Bildstil ist von Präzision und Schärfe gekennzeichnet. Dieses Bild zeigt das Objekt aus der Froschperspektive.

- **Die Armen am Meeresstrand (Pablo Picasso 1903)**
  Das Gemälde entstammt einer Periode, in der der Künstler vorwiegend mit dunkeln Tönen gearbeitet hat. Dadurch wird der melancholische Unterton des Bildthemas unterstrichen. Dargestellte Personen werden von der bitteren Seite des Lebens mit dünnen, halb verhungerten Körpern gezeigt.

- **Paul als Harlekin (Pablo Picasso 1924)**
  Das Bild demonstriert die Vorliebe des Künstlers für Verkleidungen. Durch die Unfertigkeit wirkt das Bild intim und das dargestellte Objekt kommt überlebensgroß zur Darstellung.

- **Landschaft bei LaCiotat (George Braque 1907)**
  Verborgene Modellierung und dekorative Farben. Die spezielle Plastizität erzeugt illusionistische Dreidimensionalität. Ein hoher Horizont und eine Perspektive, die das Bild mehr in der Höhe als in der Tiefe anlegt. Es scheint so, dass die Formen vom Hügel im oberen Teil nach unten und dem Betrachter entgegen kippen.

AKTIVA: Aktive kognitive Stimulation – Vorbeugung im Alter

Material 6.3	Memory Malerei – Bildbeschreibungen	Seite 2

- **Marokkanischer Garten (Henri Matisse 1912)**

  Das Bild ist der Versuch, die wohltuende Harmonie des Dekorativen mit der Philosophie der anspruchsvollen Malerei zu verbinden. Das Gemälde ist methodisch geplant; eine Bleistiftzeichnung, die erkennbar bleibt, ist mit Farbe übermalt. Zu sehen sind große, unmodellierte Farbflächen ohne überflüssige Details in Verbindung mit wirbelnden Arabeskenlinien. Die Komposition ist im Zusammenspiel schwer zu bestimmender, farbiger Formen fast abstrakt; als Landschaft bleibt sie unbestimmt. Der Künstler hat diesen Ort wohl als exotisches Paradies empfunden.

- **Goldfisch und Palette (Henri Matisse 1914)**

  Die verblüffendste Partie dieses Gemäldes befindet sich in der rechten Bildhälfte. Auf einer Postkarte schreibt der Maler, dass das von ihm gemalte Bild einen Menschen zeigt, der eine Farbpalette in der Hand hält. Das Bild zeigt einen senkrechten dunklen Streifen, der einen Schatten suggeriert. Außerhalb des Streifens ist fast alles kalt und streng. Innerhalb jedoch verströmen die leuchtend orange-gelbe Frucht und vor allem die roten Goldfische ein Leuchten, das die gebrochen weiße Tischplatte und das milchige Wasser im Goldfischglas zu durchfluten scheint.

- **Sternennacht (Vincent van Gogh 1889)**

  Die Linien sind kraftvoll und gewollt, wirken aber etwas übertrieben. Das Bild weckt dadurch eher überwältigende Empfindungen, als sich den friedlichen Aspekten der Naturbetrachtung hinzugeben.

- **Vierspurige Schnellstrasse (Edward Hopper 1956)**

  Der Maler erreicht in seinem Bild eine Intensität ohne Übertreibung. Das Motiv zeigt die offene und ehrliche Darstellung des amerikanischen Lebens, die teilweise satirisch wirkt.

- **Explosion I (Adolph Gottlieb 1957)**

  Die Kontraste sind brutal, Form gegen Form, Farbe gegen Farbe. Das Bild zeigt mehr als die Anordnung von Linien, Farben und Formen. Die Bedeutung hängt vom Betrachter ab.

AKTIVA: Aktive kognitive Stimulation – Vorbeugung im Alter

| Material 6.4 | Infobroschüre Teil 6 | Seite 1 |

Infobroschüre Teil 6: Eine andere Sicht der Dinge einnehmen

> Wer neue Wege gehen will, muss alte Pfade verlassen.
> (Manfred Grau)

Wenn es darum geht, die Dinge aus einer anderen Perspektive zu sehen, spielen Gewohnheiten eine große Rolle. Gewohnheiten sind dafür verantwortlich, dass wir etwas immer in der gleichen Art und Weise tun. Bekannt ist auch, dass sich Gewohnheiten schwer ändern lassen. Dies kann damit zu tun haben, dass es anstrengend ist, eine Sache nicht auf die gewohnte Art zu tun, dass einem kein alternativer Weg einfällt oder dass wir aus unseren Gewohnheiten einen Nutzen ziehen.

Dieser Nutzen ist es letztendlich, der dazu führt, dass wir unsere Gewohnheiten nicht ändern. Der Nutzen kann zum Beispiel in einer Zeitersparnis liegen, wenn man immer mit dem Auto fährt, anstatt den Bus zu nehmen. Oder dass man Geld spart, wenn man immer zu Hause bleibt und Fernsehen guckt, anstatt sich am Kiosk eine Tageszeitung zu kaufen.

Wenn man Gewohnheiten ändern will, sollte man sich Folgendes überlegen:

Machen Sie sich bewusst, warum Sie eine bestimmte Gewohnheit haben und überlegen Sie sich, welchen Nutzen Sie daraus ziehen.

Überlegen Sie, warum Sie mit dieser Gewohnheit begonnen haben und denken Sie auch über die Nachteile nach, die Ihnen Ihre Gewohnheit bringt.

Im Anschluss überlegen Sie, wie Sie die Vorteile, die Ihnen die Gewohnheit bringt, auch auf andere Weise erreichen können.

AKTIVA: Aktive kognitive Stimulation – Vorbeugung im Alter

Material 6.4	Infobroschüre Teil 6	Seite 2

Wenn Sie eine Möglichkeit gefunden haben, die Ihnen auch zu Ihrem Vorteil verhelfen kann, so probieren Sie diese aus!

Wer zu dieser Einsicht gekommen ist, ist schon einen großen Schritt weiter. Ihnen wird es nun leichter fallen, etwas in Ihrem Alltag zu verändern oder mal etwas Neues auszuprobieren. Zusätzlich muss nun noch die Willensstärke aufgebaut werden, um Veränderungen auch langfristig durchzusetzen. Denn auch wenn man sich vornimmt, etwas zu verändern, kann es doch immer wieder vorkommen, dass man sie nicht durchsetzen kann.

Folgende Strategien können Sie anwenden, um Ihre Willensstärke zu trainieren:

━ Positive Fantasien
Stellen Sie sich vor, wie Sie Veränderungen erreichen wollen und welche positiven Erfahrungen Sie auf dem Weg dorthin machen werden. Spielen Sie in Gedanken durch, wie Sie Ihrem Ziel näherkommen können. Sorgen Sie aber dafür, dass Ihre Fantasien nicht zu phantastisch werden und sie diese nicht verwirklichen können.

━ Unerwünschte Emotionen abstellen
Erreichen Sie einen Gefühlszustand, in dem Sie Ihre Absichten leichter verwirklichen können. Wenn Sie ärgerlich, zornig oder voller Sorgen sind, können Sie keine Veränderungen durchführen. Bringen Sie sich vorher in einen ausgeglichenen Gefühlszustand. Grübeln Sie zum Beispiel nicht alleine, sondern besprechen Sie Ihre Probleme mit anderen oder lenken Sie sich ab.

━ Seien Sie aufmerksam
Konzentrieren Sie sich auf die Dinge, die Sie verändern wollen und machen Sie jeden Schritt bewusst. So merken Sie schnell, wo es noch Probleme gibt und was schon sehr gut funktioniert.

Sitzung 7: Selbstbeobachtung und Bewertung

V. Tesky, J. Pantel, *Geistige Fitness erhalten – das AKTIVA-Programm*,
DOI 10.1007/978-3-7091-1446-9_8, © Springer-Verlag Wien 2013

8.1   Überblick

Zielsetzung

Die Teilnehmer sollen in der Sitzung vermittelt bekommen, was Selbstbeobachtung für einen Nutzen bringt. Anhand von Beispielen (Verlaufskurven für einzelne Teilnehmer) soll der Erfolg graphisch verdeutlicht werden. Zusätzlich findet eine Bewertung der AKTIVA-Sitzungen statt (◘ Tab. 8.1, ◘ Tab. 8.2).

◘ **Tab. 8.1** Übersicht: Sitzung 7

Zeit (min)	Inhalt	Litera-tur	Sozial-form	A/P	Lernziel	Methode	Umsetzung	Material
5	Begrüßung und Vorstellung des Ablaufs		Plenum	P	Struktur, Interesse wecken	Frontale Darbietung, Ansprache	Moderator stellt Tages-ordnung und Zielsetzung der Sitzung vor	– FC mit Tages-ordnung – Zitat der Woche und Zielsetzung – Stifte – Tesa
5	Wiederholung der letzten Sitzung		Plenum	P	Wissensauf-frischung	Frontale Darbietung, Ansprache	Moderator wiederholt die Inhalte der letzten Sitzung	
10	Teilnehmer be-kommen ihre Ak-tivitätsprotokolle im Umschlag vorgelegt		Plenum	A	Erfahrungs-austausch, Meinungen zu den Pro-tokollen	Austausch		– Aktivitäts-protokolle (Auswertung der Wochen-protokolle)
15	Teilnehmer er-arbeiten Nutzen der Selbstbeob-achtung		Gruppen-arbeit, dann Plenum	A	Verstehen, wozu SB gut ist	2–3 Gruppen, jede Gruppe schreibt Ideen für den Nut-zen der SB auf, dann Präsen-tation vorne, Moderator liest vor	Moderator klebt Antwor-ten an	– FC
10	Brief an mich		Einzelar-beit	A	Motivation für Erpro-bungs-phase	Jeder Teilneh-mer schreibt für sich ein Ziel/Vorhaben auf und adres-siert den Brief an sich selbst. Der Moderator schickt die Briefe in 3–4 Wochen ab		– Briefvorlage, ► Material 7.1 (◘ Abb. 8.2) – Umschläge 📖 🌐
5	Pause			A	Auflocke-rung			
20	Lob und Kritik an AKTIVA		Einzelar-beit und Plenum	A		Gemeinsame Diskussion		– FC – Rote und grüne Kärtchen 📖

◘ Tab. 8.1 *(Fortsetzung)* Übersicht: Sitzung 7

Zeit (min)	Inhalt	Litera-tur	Sozial-form	A/P	Lernziel	Methode	Umsetzung	Material
10	Ausfüllen des Evaluationsbo-gens		Einzelar-beit	A				– Evaluations-bögen, ▶ Material 7.2 (◘ Abb. 8.3) 📖 🌐
5	Austeilen der Wo-chenprotokolle für die nächsten Wochen		Einzelar-beit	A	Struktur	Einzelarbeit	Moderator erklärt das Vorgehen für die nächsten Wochen	– Wochenpro-tokolle, ▶ Material 1.5 📖 🌐
15	Buch der Woche		Plenum	A/P		Frontale Darbietung, Austausch	Ein Teilnehmer stellt Buch vor, anhand des Schemas	
5	Eisbox-Fragen		Plenum	A	Offene Fra-gen klären, Wissenszu-wachs	Frontale Darbietung, Ansprache, Diskussion	Moderator beantwortet die offenen Fragen	– Handouts mit den zusam-mengestellten Fragen 📖
5	Ausblick auf die nächste Sitzung		Plenum	P	Struktur	Frontale Darbietung, Ansprache	Moderator gibt Ausblick auf die nächste Sitzung	– FC
10	Blitzlicht		Plenum	A	Abschluss der Sitzung	Austausch	Jeder sagt einen Satz zur Sitzung	
120	Ende							
	Verteilen der Infobroschüre	Ribul 2003; Kehr 2002			Inhalte der Sitzung vertiefen, nochmals durchlesen	Einzelarbeit zu Hause		– Infobroschüre, ▶ Material 7.3 (◘ Abb. 8.4) 📖 🌐

A aktives Element; *FC* Flipchart; *P* passives Element; *SB* Selbstbeobachtung.

◘ Tab. 8.2 Moderatoranweisungen für Sitzung 7

Zeit (min)	Inhalt	Materialien	Moderationsbeispiele
5	Begrüßung und Ablauf vorstellen	– FC mit Tagesord-nung – Zitat der Woche und Zielsetzung – Stifte – Tesa – Themen der 7. Stunde auf FC schreiben	*Liebe Teilnehmerinnen und Teilnehmer, ich möchte Sie heute zu unserer siebten AKTIVA-Sitzung begrüßen und freue mich, dass Sie wieder alle gekommen sind. In der heutigen Sitzung, die auch eine Erfahrungssitzung ist, möchte ich mit Ihnen Folgendes zusammen bearbeiten:* *1. Wiederholung der wichtigsten Punkte der letzten Sitzung* *2. Wochenprotokolle individuell* *3. Erfahrungsaustausch* *4. Selbstbeobachtung* *5. Brief an mich* *6. Lob und Kritik an AKTIVA* *7. Wochenprotokolle* *8. Buch und Ereignis der Woche* *9. Eisbox-Fragen* *10. Ausblick auf die nächste Sitzung*

◘ **Tab. 8.2** *(Fortsetzung)* Moderatoranweisungen für Sitzung 7

Zeit (min)	Inhalt	Materialien	Moderationsbeispiele
5	Wiederholung von letzter Sitzung		Ich möchte kurz wiederholen, was wir in der letzten Sitzung erarbeitet haben.
10	Teilnehmer bekommen ihre Aktivitätsprotokolle im Umschlag vorgelegt	– Auswertung der Wochenprotokolle für jeden Teilnehmer 📖	Ich habe jetzt für jeden von Ihnen ein Aktivitätsprotokoll erstellt. Als Basis haben mir dazu ihre Wochenprotokolle gedient. Ich habe das, was Sie immer angekreuzt haben, graphisch veranschaulicht, damit es für Sie leichter zu erkennen ist, ob sich etwas bei Ihnen verändert hat. Sie können anhand der Kurven sehen, welche Aktivitäten Sie vermehrt ausgeübt haben (dort geht die Kurve nach oben) oder welche Sie weniger oft ausgeübt haben (dort geht die Kurve nach unten). Wichtig ist, dass wir natürlich nur einen relativ kurzen Zeitraum betrachtet haben. Aber vielleicht haben Sie ja in dieser Zeit schon Veränderungen vorgenommen, die Sie weiter ausbauen möchten.
15	Teilnehmer erarbeiten Nutzen der Selbstbeobachtung	– FC-Blätter für die Teilnehmer – Stifte	Ich möchte jetzt gerne, dass sich 2–3 Gruppen bilden. Jede Gruppe überlegt sich, warum Selbstbeobachtung gut ist. Sie können dabei gerne auf Ihre Erfahrungen zurückgreifen und auch diese aufschreiben. Wenn Sie fertig sind, klebe ich das Plakat vorne an und immer einer aus Ihrer Gruppe soll kurz die notierten Ideen erklären.
10	Brief an mich	– Briefvorlage, ▶ Material 7.1 (◘ Abb. 8.2) 📖 🌐 – Umschläge	Ich möchte jetzt, dass Sie sich selbst einen Brief schreiben. Dafür bekommen Sie von mir ein Blatt und einen Umschlag, auf den Sie Ihre Adresse notieren sollen. In 3–4 Wochen werde ich diesen Brief an Sie losschicken. Dieser Brief ist nur für Sie persönlich – ich lese ihn nicht! Was sollen Sie in diesem Brief schreiben? Sie haben doch heute Ihre Wochenprotokolle in graphischer Form wiederbekommen. Auf der Grundlage Ihrer Wochenprotokolle möchte ich, dass Sie in einem Brief an sich selbst notieren, wie zufrieden Sie mit der Auswertung sind. Schreiben Sie auf, was Ihnen gut gelungen ist (z. B. weniger Fernsehen gucken und mehr spazieren gehen) und was Sie noch ändern wollen (z. B. Schach spielen anfangen). Dieser Brief soll Ihnen in der Erprobungsphase vor den letzten Sitzungen in Erinnerung rufen, was Sie schon geleistet haben und was Sie noch ändern wollten. Es wäre schön, wenn Ihnen eine Sache einfällt, auf die Sie stolz sind und auch eine, die Sie noch verändern wollen. Vielleicht fällt Ihnen aber auch mehr ein. Notieren Sie einfach Ihre Überlegungen.
5	Pause		So, wenn Sie möchten, können wir jetzt eine Pause von 5 Minuten machen. Bitte überziehen Sie die Zeit aber nicht, sonst werden wir nicht pünktlich fertig.
20	Lob und Kritik an AKTIVA	– Rote und grüne Kärtchen – Meinungen auf FC notieren	Ich möchte jetzt gerne, dass Sie mir sagen, wie Ihnen die AKTIVA-Sitzungen gefallen haben. Was war gut (auf das grüne Kärtchen) und was nicht (auf das rote Kärtchen)? Ich schreibe Ihre Meinungen auf, damit ich für das nächste Mal Ihre Anregungen und Kritik beachten kann. Dadurch kann ich mich verbessern oder alles so lassen, wenn es gut ist. Seien Sie bitte ehrlich, denn nur so kann AKTIVA verbessert werden.
10	Ausfüllen des Evaluationsbogens	– Evaluationsbögen, ▶ Material 7.2 (◘ Abb. 8.3) 📖 🌐	Ich möchte Sie jetzt bitten, diesen kurzen Fragebogen auszufüllen. Dies geschieht anonym, also brauchen Sie keinen Code draufzuschreiben. Der Fragebogen erfasst nochmal ein paar Meinungen, Einstellungen und Anregungen zu AKTIVA. Ihre Angaben helfen dabei, das Programm immer weiter zu verbessern.
5	Austeilen der Wochenprotokolle für die nächsten Wochen	– Wochenprotokolle, ▶ Material 1.5 📖 🌐	Jetzt bekommen Sie von mir ein paar Wochenprotokolle, die Sie in den nächsten Wochen, in denen wir uns nicht sehen, ausfüllen sollen. Ich werde diese nicht mehr einsammeln, sondern sie dienen lediglich dazu, dass Sie Ihre Aktivitäten noch ein bisschen weiter dokumentieren. Erfahrungen haben gezeigt, dass man eher beim Ausführen der Tätigkeit bleibt, wenn man dies dokumentiert. Ich wünsche mir, dass Sie die Wochenprotokolle auch dann ausfüllen, wenn ich sie nicht mehr einsammle.
15	Buch/Ereignis der Woche		Jetzt wird uns Frau…/ Herr… ihr/sein Buch der Woche vorstellen.

◼ **Tab. 8.2** *(Fortsetzung)* Moderatoranweisungen für Sitzung 7

Zeit (min)	Inhalt	Materialien	Moderationsbeispiele
5	Eisbox-Fragen	– Handouts mit den zusammengestellten Fragen 📖	*Jetzt teile Ihnen jetzt die Eisbox-Fragen aus, die Sie oder auch andere Gruppen in der Eisbox hinterlegt haben. Ich habe Ihnen Handouts gemacht, damit Sie die wichtigsten Sachen nachlesen können.*
5	Ausblick		*Jetzt gebe ich Ihnen einen Überblick, was bis zur nächsten Sitzung in einigen Wochen (wie vorher individuell durch den Trainer festgelegt) passieren soll: Sie sollen jetzt all das, was Sie gelernt haben, umsetzen. Seien Sie aktiv und versuchen Sie, die eine oder andere Anregung umzusetzen, damit Sie geistig noch fitter werden. Und führen Sie die Freizeitaktivität weiter aus, die Sie sich ausgesucht haben! Außerdem sollen Sie die Wochenprotokolle weiterhin ausfüllen. So können Sie selber überprüfen, ob Sie Ihre Tätigkeiten weiterhin ausüben. In der ersten Sitzung nach der Pause werden wir darüber sprechen, wie es Ihnen ergangen ist. Wir wollen gemeinsam die AKTIVA-Inhalte auffrischen und ich bringe Ihnen neue Erkenntnisse aus der Forschung mit.*
10	Blitzlicht		*Als Abschluss machen wir heute wieder das Blitzlicht. Dazu sagt jeder kurz etwas – wie er sich fühlt, ob es ihm gefallen hat, was er sich für die nächste Stunde wünscht…*
120	Ende		
	Verteilen der Infobroschüre	– Infobroschüre, ▶ Material 7.3 (◼ Abb. 8.4) 📖 🌐	*Bitte nehmen Sie sich den 7. Teil der AKTIVA-Infobroschüre mit nach Hause.*

FC Flipchart; *SB* Selbstbeobachtung.

8.2 Themen der Sitzung

Themen	

1. Wiederholung
2. Individuelle Aktivitätsprotokolle
3. Erfahrungsaustausch
4. Nutzen der Selbstbeobachtung
5. Brief an mich
6. Lob/Kritik an AKTIVA
7. Wochenprotokolle
8. Buch und Ereignis der Woche
9. Eisbox-Fragen
10. Ausblick auf die nächste Sitzung

8.2.1 Individuelle Aktivitätsprotokolle

Vorgehen

📖 Die Daten aus den Wochenprotokollen sollen ausgewertet und graphisch veranschaulicht werden. Dabei soll ersichtlich werden, ob sich etwas bzw. was sich verändert hat.

Die graphische Aufbereitung kann mit dem Programm Excel geschehen. Dies ermöglicht es, Daten als Verläufe darzustellen. Hierfür wird für jeden Teilnehmer ein neues „Blatt" angelegt. In der Zeile tragen Sie die Wochen 1–6 ein und in der Spalte darunter die einzelnen Aktivitäten der Wochenprotokolle (Fernsehen geguckt, Buch gelesen, Zeitung gelesen, Spiele gespielt …). Sie können hierbei auch gerne nur eine Auswahl der Aktivitäten darstellen, da es sonst sehr detailliert und eventuell etwas unübersichtlich wird. Die Wochenprotokolle erfragen die Häufigkeiten der Tätigkeit von gar nicht bis mehrmals täglich. Verteilen Sie an diese Ankreuzkategorien die Ziffern 0–5 (gar nicht = 0, 1- bis 2-mal = 1, 3- bis 4-mal = 2, 5- bis 6-mal = 3, täglich = 4, mehrmals täglich = 5). Jetzt können Sie diese Ziffern in den freien Raum zwischen die Zeile (Woche) und die Spalte (Aktivität) an passender Stelle eintragen. ◼ Abb. 8.1 veranschaulicht, wie Sie die Daten eintragen sollen. Anschließend klicken Sie auf „Einfügen" und lassen sich ein Liniendiagramm erstellen. Sollte Ihnen das zu umständlich sein, können Sie natürlich auch per Hand eine Darstellung erstellen.

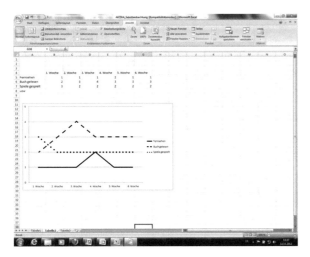

○ **Abb. 8.1** Aktivitätsprotokoll: Individuelle Auswertung der Wochenprotokolle – Beispiel

8.2.2   Nutzen der Selbstbeobachtung

Vorgehen
Die Teilnehmer sollen in kleinen Gruppen gemeinsam erarbeiten, was ihnen das wöchentliche Ausfüllen der Protokolle gebracht hat und was ihnen die graphische Auswertung bringt. Ziel dieser Übung ist es, zu verdeutlichen, dass schon eine wöchentliche Selbstbeobachtung helfen kann, kleine Verhaltensänderungen durchzuführen. Wer jede Woche ankreuzen soll, was er getan hat, hat einen Anreiz, dies auch wirklich zu tun. Dieser Prozess der Selbstbeobachtung kann also im besten Falle dazu führen, dass man motiviert wird, etwas zu tun, weil man quasi etwas „kontrolliert" wird und sich nicht die Blöße geben möchte. Und zusätzlich verdeutlicht das Protokoll, was man tatsächlich alles so tut! Was eine ganze Menge sein kann und vorher vielleicht nicht bewusst war.

8.2.3   Brief an mich

Vorgehen
😊 Den Teilnehmern wird erklärt, dass sie jetzt einen Brief an sich selbst schreiben sollen, der ihnen in der Zeit vor den letzten beiden Sitzungen zugeschickt wird, um sie an ihr Erreichtes und ihre weiteren Ziele zu erinnern. Dafür bekommen sie eine Vorlage zum Ausfüllen – ▶ Material 7.1 (○ Abb. 8.2) sowie einen Briefumschlag, den sie mit ihrer Adresse beschriften sollen. Der Kursleiter sammelt diese ein und verschickt die Briefe in der Erprobungsphase.

8.2.4   Lob und Kritik an AKTIVA

📖 Die Teilnehmer sollen die Möglichkeit bekommen, im Plenum Lob und Kritik am Trainingsprogramm zu äußern. Hierfür wird jedem Teilnehmer eine grüne und eine rote Karte ausgeteilt. Auf die grüne Karte soll notiert werden, was gut war und was gefallen hat, und auf der roten Karte, was nicht so gut war. Die Teilnehmer sollen ihre Karten dann vorlesen und der Trainer notiert die genannten Punkte auf einem Flipchart. Die Vergangenheit hat gezeigt, dass sich die positiven und negativen Meinungen oft wiederholen – insofern ist es nicht unbedingt nötig, die Kärtchen selber ans Flipchart zu kleben, sondern es ist ausreichend und ökonomischer, die genannten Aspekte zu notieren.

Anschließend werden die Teilnehmer gebeten, die Evaluationsbögen auszufüllen, ▶ Material 7.2 (○ Abb. 8.3). Dies geschieht anonym und gibt dem Trainer die Möglichkeit, weitere Rückmeldungen zu erhalten.

8.2.5   Eisbox-Fragen

📖 Für die Eisbox-Fragen soll ein Handout erstellt werden, auf dem die jeweiligen Fragen kurz beantwortet werden. Im Plenum sollen die einzelnen Fragen dann vom Trainer kurz vorgestellt und erläutert werden. Ziel ist es, dass alle Fragen beantwortet werden und die Teilnehmer weiteres Wissen vermittelt bekommen.

8.2.6   Ausblick auf die nächste Sitzung

An dieser Stelle darauf hinweisen, dass nun eine Pause ansteht und man sich erst in 4–8 Wochen, je nachdem was ausgemacht wurde, wieder trifft. In dieser Pause, der Erprobungsphase, sollen die Teilnehmer das erlernte Wissen umsetzen und die Aktivitäten ausführen, die sie sich vorgenommen haben. Auch die Wochenprotokolle sollen weiterhin ausgefüllt werden. Die benötigte Anzahl von Wochenprotokollen ist den Teilnehmern auszuhändigen.

Themen
— Erfahrungsaustausch
— Auffrischung AKTIVA-Inhalte
— Neue Erkenntnisse aus der Forschung

8.3   Materialien

AKTIVA: Aktive kognitive Stimulation – Vorbeugung im Alter		
Material 7.1	**Brief an mich**	**Seite 1**

Adresse   Datum

_____   _____

_____

_____

Liebe(r) _____,

folgende Aktivitäten hast Du im Laufe der Wochen während der Teilnahme an AKTIVA wieder aufleben lassen bzw. folgende Verhaltensweisen hast Du schon verändert. Darauf kannst Du sehr stolz sein!

✓ _____

✓ _____

✓ _____

Folgende Aktivitäten möchtest Du noch durchführen bzw. folgende Verhaltensweisen hast Du Dir vorgenommen zu verändern:

– _____

– _____

– _____

Jede anbrechende Minute ist eine neue Chance, sein Leben zu verändern.

Unbekannter Autor

AKTIVA: Aktive kognitive Stimulation – Vorbeugung im Alter

Material 7.2	Evaluationsbogen	Seite 1

AKTIVA
Ein Gruppenprogramm zur aktiven Vorbeugung von Demenz im Alter

Liebe Teilnehmerin, lieber Teilnehmer,

wir sind daran interessiert, zu erfahren, inwieweit das Gruppenprogramm für Sie hilfreich war, wie es Ihnen gefallen hat und welche Anregungen Sie noch haben. Wir bitten Sie daher um Ihre Beurteilung. Dadurch ist es uns auch möglich, das Gruppenprogramm stetig weiterzuentwickeln und die Qualität zu verbessern.

Wir freuen uns auf Ihre Meinung!

1. **Wie sind Sie auf die Veranstaltung aufmerksam geworden?**
   ☐ Informationsbroschüre/Flyer
   ☐ Seniorentreff
   ☐ Zeitung, welche? _____
   ☐ Sonstiges: _____

2. **Wie empfanden Sie persönlich die gewählte Uhrzeit für die Veranstaltung?**
   ☐ Zu früh   ☐ Gerade richtig   ☐ Zu spät

3. **Die vermittelten Informationen waren für mich:**

	Ich stimme voll und ganz zu	Ich stimme eher zu	Ich stimme eher nicht zu	Ich stimme gar nicht zu
a) Interessant	☐	☐	☐	☐
b) Verständlich	☐	☐	☐	☐
c) Informativ	☐	☐	☐	☐
d) Im Alltag gut anwendbar/umsetzbar	☐	☐	☐	☐
e) Gut und übersichtlich dargestellt	☐	☐	☐	☐
f) Mir fehlte:	_____			
	_____			

AKTIVA: Aktive kognitive Stimulation – Vorbeugung im Alter		
Material 7.2	**Evaluationsbogen**	**Seite 2**

4. **Wie bewerten Sie die Inhalte und die Qualität der ausgeteilten Informationsblätter?**
   - ☐ Sehr gut
   - ☐ Gut
   - ☐ Sollten überarbeitet werden
   - ☐ Gar nicht gut
   - Warum?: _____

5. **Zu welchen AKTIVA-Inhalten hätten Sie sich mehr Informationen gewünscht?**
   - ☐ Demenz   ☐ Ablauf von Veränderungen
   - ☐ Zielsetzung   ☐ Motivation/Selbstmotivation
   - ☐ Kognitive/geistige Freizeitaktivitäten   ☐ Selbstbeobachtung
   - ☐ Sonstiges: _____
   - ☐ Die Informationen waren ausreichend

6. **Wie fanden Sie insgesamt die Aufteilung der „Informationsvermittlung" im Vergleich zu Austauschmöglichkeiten in der Gruppe?**
   - ☐ Zu viel Informationsvermittlung
   - ☐ Gutes Verhältnis zwischen Informationsvermittlung und Erfahrungsaustausch
   - ☐ Zu viel Austausch/Diskussion in der Gruppe

7. **Welche „Übungen" haben Ihnen besonderen Spaß gemacht?**
   - ☐ Kennenlernübung
   - ☐ Buch der Woche
   - ☐ Rollenspiele
   - ☐ Memory Malerei
   - ☐ Ausfüllen der verschiedenen Kärtchen (Bilanz ziehen, Ziele setzen…)
   - ☐ Brief an mich

AKTIVA: Aktive kognitive Stimulation – Vorbeugung im Alter

Material 7.2	Evaluationsbogen	Seite 3

8.   Wie beurteilen Sie die Gruppenleiterin?

	Ich stimme voll und ganz zu	Ich stimme eher zu	Ich stimme eher nicht zu	Ich stimme gar nicht zu
a) Sie war fachlich kompetent	☐	☐	☐	☐
b) Sie vermittelte die Inhalte anschaulich und abwechslungsreich	☐	☐	☐	☐
c) Sie zeigte viele praktische Beispiele auf	☐	☐	☐	☐
d) Ich fühlte mich als Teilnehmer(in) aktiv mit einbezogen	☐	☐	☐	☐
e) Es wurde ausreichend auf die Teilnehmer(innen) eingegangen	☐	☐	☐	☐

f) Mir fehlte: _____

_____

_____

9.   Wie empfanden Sie die Atmosphäre in der Gruppe?

	Ich stimme voll und ganz zu	Ich stimme eher zu	Ich stimme eher nicht zu	Ich stimme gar nicht zu
a) Angenehm	☐	☐	☐	☐
b) Vertrauensvoll	☐	☐	☐	☐
c) Wenn nötig, wurden Unstimmigkeiten geklärt	☐	☐	☐	☐
d) Fragen wurden ernst genommen und beantwortet	☐	☐	☐	☐
e) Es wurde ausreichend auf die Teilnehmer(innen) eingegangen	☐	☐	☐	☐

10. Wie hat Ihnen das Gruppenprogramm insgesamt gefallen?

☐ Sehr gut   ☐ Gut   ☐ Zu spät   ☐ Eher nicht so gut   ☐ Gar nicht gut

AKTIVA: Aktive kognitive Stimulation – Vorbeugung im Alter

Material 7.2	Evaluationsbogen	Seite 4

11. In einem Satz zusammengefasst: Was hat AKTIVA Ihnen gebracht?
Was war für Sie das Wichtigste?

_____

_____

12. Würden Sie AKTIVA weiterempfehlen?
　☐ Auf jeden Fall　　　☐ Möglicherweise　　　☐ Eher nicht　　　☐ Auf gar keinen Fall

13. Wenn Sie noch Anregungen/Kritik haben, dann teilen Sie uns diese bitte mit:

_____

_____

_____

_____

_____

Herzlichen Dank für Ihre Mitarbeit!

AKTIVA: Aktive kognitive Stimulation – Vorbeugung im Alter

| Material 7.3 | Infobroschüre Teil 7 | Seite 1 |

Infobroschüre Teil 7: Selbstbeobachtung und Abschluss

> Probleme sind Gelegenheiten, zu zeigen, was man kann.
> (Duke Ellington)

In der ersten Sitzung haben Sie das Prinzip der Selbstbeobachtung kennengelernt. Die Selbstbeobachtung sollte Ihnen dabei helfen, Ihre Zielerreichung zu überprüfen. Ihr Ziel war es, im Alltag aktiver zu werden und auch mal eine Freizeitaktivität „wiederzubeleben" bzw. eine neue Aktivität auszuprobieren. Einmal pro Woche haben Sie rückblickend vermerkt, welche Aktivitäten Sie absolviert haben und wie oft Sie dies getan haben.

Heute haben Sie Ihre Verlaufskurven erhalten und können anhand der Grafik feststellen, wie sich Ihre Aktivitätsfrequenz verändert hat.
Anhand dieser Verlaufskurven können Sie für sich anschaulich feststellen, ob sich etwas in Ihrem Alltag verändert hat, ob Sie „aktiver" geworden sind.

FÜR DIE ZUKUNFT:
Generell können Sie sich dieses Prinzip der Selbstbeobachtung zu Nutzen machen, wenn Sie überprüfen wollen, ob Sie ein Ziel schon erreicht haben oder inwieweit sich etwas in Ihrem Leben verändert hat.

Erwiesen ist auch, dass allein die Anwendung der Selbstbeobachtung dazu führt, dass man sein Verhalten in Richtung des erwünschten Verhaltens ausrichtet.

AKTIVA: Aktive kognitive Stimulation – Vorbeugung im Alter

| Material 7.3 | Infobroschüre Teil 7 | Seite 2 |

Sie haben nun erfolgreich und regelmäßig an AKTIVA teilgenommen. Im Folgenden wird noch einmal kurz und knapp aufgeführt, welche Inhalte Sie aktiv durchgearbeitet haben:

- Sie wissen nun, wie Sie aktiv das Risiko für Demenz senken können. Neben vielen mentalen Aktivitäten, Bewegung und häufigen sozialen Kontakten ist es besonders wichtig, dass Sie sich regelmäßigen Gesundheitschecks unterziehen. Überprüfen Sie regelmäßig Ihren Blutdruck und Ihren Cholesterinspiegel und achten Sie auf gesunde Ernährung.
- Sie wissen nun, wie Sie vorgehen müssen, wenn Sie in Ihrem Alltag etwas verändern wollen. Zuerst überlegen Sie, was Ihnen an Ihrer Situation gefällt und was sich ändern soll. Dann nehmen Sie sich ein erreichbares Ziel vor und überprüfen, welche Schwierigkeiten sich ergeben könnten und wie Sie damit umgehen wollen.
- Sie wissen nun, dass man ein Ziel in kleine Einheiten zerlegen muss, damit man nicht gleich am Anfang wegen Überforderung aufgibt.
- Sie wissen nun, wie Sie sich selbst motivieren können. Suchen Sie sich Unterstützung und belohnen Sie sich für jeden noch so kleinen Erfolg.
- Sie wissen nun, dass Gewohnheiten nichts Schlechtes sind, sich aber dennoch ändern lassen. Dazu ist es nötig, dass man gewohnte Dinge mal auf eine andere Art und Weise ausprobiert.
- Sie wissen nun, dass Sie Ihre Willensstärke trainieren können. Mit Fantasie, einer ausgeglichenen Gefühlslage und Aufmerksamkeit gelingt es Ihnen, Veränderungen auch tatsächlich durchzusetzen.
- Sie wissen nun, was Selbstbeobachtung ist und dass diese Ihnen nützlich sein kann. Immer dann, wenn Sie sich selbst ganz genau beobachten, führt dies schon dazu, dass sich Ihr Verhalten schon in Richtung des Erfolges verändert.

Ich wünsche Ihnen bis zu unserer nächsten Sitzung eine aktive Zeit und freue mich darauf, Sie alle gesund und munter wiederzusehen!

Sitzung 8: Auffrischung I

V. Tesky, J. Pantel, *Geistige Fitness erhalten – das AKTIVA-Programm*,
DOI 10.1007/978-3-7091-1446-9_9, © Springer-Verlag Wien 2013

9.1   Überblick

Zielsetzung

Die Teilnehmer sollen die Inhalte von AKTIVA auffrischen und von ihren Erfahrungen berichten (◨ Tab. 9.1, ◨ Tab. 9.2).

◨ Tab. 9.1 Übersicht: Sitzung 8

Zeit (min)	Inhalt	Sozial-form	A/P	Lernziel	Methode	Umsetzung	Material
5	Begrüßung und Vorstellung des Ablaufs	Plenum	P	Struktur, Interesse wecken	Frontale Darbietung, Ansprache	Moderator stellt Tagesordnung und Zielsetzung der Sitzung vor	– FC mit Tagesordnung – Zitat der Woche und Zielsetzung
20	Erfahrungsaustausch: Wie ist es Ihnen ergangen? Was hat sich Positives ereignet?	Plenum	A	Erfahrungsaustausch	Metaplantechnik		– Stifte – Kärtchen 📖
20	Auffrischung der Inhalte von AKTIVA	Gruppenarbeit und Plenum	A	Wissensabfrage: Was wurde von AKTIVA behalten?	Stichwortsammlung und Diskussion im Plenum, was noch erinnert wurde	Moderator und Gruppe besprechen die Stichworte und ergänzen sie ggf.	– FC
5	Pause		A	Auflockerung			
20	Neueste Erkenntnisse der Forschung	Plenum	A/P	Wissen darüber, welche neuen Erkenntnisse es gibt	Frontale Darbietung, Diskussion	Moderator stellt aktuelle Forschungsergebnisse vor und diskutiert sie mit den Teilnehmern	– FC – Handout 📖
5	Ausblick auf die nächste Sitzung	Plenum	P	Struktur	Frontale Darbietung, Ansprache	Moderator gibt Ausblick auf die nächste Sitzung	– FC
10	Blitzlicht	Plenum	A	Abschluss der Sitzung	Austausch	Jeder sagt einen Satz zur Sitzung	
85	Ende						
	Verteilen der Infobroschüre			Inhalte der Sitzung vertiefen, nochmals durchlesen	Einzelarbeit zu Hause		– Infobroschüre, ▶ Material 8.1 (◨ Abb. 9.1) 📖 ⊕

A aktives Element; *FC* Flipchart; *P* passives Element.

◨ **Tab. 9.2** Moderatoranweisungen für Sitzung 8

Zeit (min)	Inhalt	Materialien	Moderationsbeispiele
5	Begrüßung und Ablauf vorstellen	– FC mit Tagesordnung – Zitat der Woche und Zielsetzung – Stifte – Themen der 8. Stunde auf FC schreiben	*Liebe Teilnehmerinnen und Teilnehmer, ich möchte Sie heute zu unserer ersten Auffrischungssitzung begrüßen und freue mich, dass Sie wieder alle gekommen sind.* *In der heutigen Sitzung, die eine Wiederholungs- bzw. Auffrischungssitzung ist, möchte ich mit Ihnen Folgendes zusammen bearbeiten:* *1. Erfahrungsaustausch: Wie ist es Ihnen ergangen?* *2. Auffrischung der Kernelemente von AKTIVA* *3. Neueste Forschungsergebnisse* *5. Ausblick auf die nächste Sitzung*
20	Erfahrungsaustausch: Wie ist es Ihnen ergangen? Was hat sich Positives ereignet?	– Kärtchen 📖	*Es interessiert mich natürlich (und bestimmt auch die anderen), wie es Ihnen in den letzten Wochen ergangen ist. Haben Sie etwas umgesetzt? Wie war es, den Brief an sich zu erhalten?* *Es bekommt jetzt jeder ein Kärtchen, auf dem Sie notieren können, was Ihnen in den letzten Wochen als mitteilungswert erscheint. Schreiben Sie eine positive Erfahrung oder Sache auf. Anschließend klebe ich Ihre Aussagen an die Wand und wir besprechen Sie dann.*
20	Auffrischung der Inhalte von AKTIVA	– FC mit Stichworten zu den AKTIVA-Bereichen	*In unseren letzten gemeinsamen 8 Sitzungen haben Sie ja sehr viel erarbeitet und auch Neues gelernt. Da unser letztes Treffen jetzt schon einige Wochen zurückliegt, würde ich gerne nochmal ganz kurz mit Ihnen zusammen die wichtigsten Elemente von AKTIVA rekapitulieren.* *Dazu habe ich zu jedem Themenbereich ein paar Stichworte auf ein FC geschrieben und ich möchte nun, dass wir zusammen die einzelnen Themen nochmal durchgehen. Sie sagen mir zuerst, was Ihnen noch in Erinnerung geblieben ist und ich ergänze dann gegebenenfalls. Was fällt Ihnen denn noch zu dem Thema Demenz ein? Was zum Thema Ziele formulieren? …*
5	Pause		*So, wenn Sie möchten, können wir jetzt eine Pause von 5 Minuten machen. Bitte überziehen Sie die Zeit aber nicht, sonst werden wir nicht pünktlich fertig.*
20	Neueste Erkenntnisse der Forschung	– Handouts für die Teilnehmer ⬡	*Ich würde Ihnen nun gerne die neuesten Forschungsergebnisse im Bereich Demenz mitteilen. Dazu habe ich auch für jeden ein Handout vorbereitet, in dem Sie das Wichtigste nachlesen können.* *Vielleicht hat jemand von Ihnen aber auch einen Artikel mitgebracht oder etwas Interessantes gelesen?*
5	Ausblick auf die nächste Sitzung	– Ausblick auf FC notieren	*Jetzt gebe ich Ihnen einen Überblick über die nächste und wirklich allerletzte Sitzung:* *Die nächste Sitzung gehört auch zu dem Auffrischungsmodul, und wir werden erarbeiten, worauf Sie auch in Zukunft achten sollten, damit Ihnen Ihre Vorhaben gelingen. Außerdem sollen sie sich künstlerisch betätigen und ein Zielbild malen. Mehr dazu in der nächsten Woche.*
10	Blitzlicht		*Als Abschluss machen wir heute wieder das Blitzlicht. Dazu sagt jeder kurz etwas – wie er sich fühlt, ob es ihm gefallen hat, was er sich für die nächste Stunde wünscht…*
85	Ende		
	Verteilen der Infobroschüre	– Infobroschüre, ▶ Material 8.1 (◨ Abb. 9.1) 📖 🌐	*Bitte nehmen Sie sich den 8. Teil der AKTIVA-Infobroschüre mit nach Hause.*

9.2   Themen der Sitzung

Themen		

1. Erfahrungsaustausch
2. Auffrischung der AKTIVA-Inhalte
3. Neueste Erkenntnisse der Forschung
4. Ausblick auf die nächste Sitzung

9.2.1   Auffrischung der AKTIVA-Inhalte

Vorgehen
Am besten ein Übersichts-Flipchart mit den fünf großen Themenbereichen erstellen und dann noch jeweils eins für jedes Thema mit einigen Stichworten. Zusammen mit den Teilnehmern Stichworte und erinnertes Wissen sammeln. Moderator ergänzt dann gegebenenfalls noch weitere Punkte der Teilnehmer (◘ Tab. 9.3).

9.2.2   Neueste Erkenntnisse der Forschung

Aktuelle Ergebnisse aus der Forschung (aus den letzten Wochen) sollen vom Moderator für diese Sitzung zusammengetragen und den Teilnehmern präsentiert sowie mit ihnen diskutiert werden. Hierfür können alle gängigen Medien wie Internet, Zeitungen, Bücher etc. genutzt werden. Auf der Internetseite der Deutschen Alzheimer Gesellschaft (www.deutsche-alzheimer.de) findet sich darüber hinaus unter dem Menüpunkt „Forschung" ein Link zu interessanten Internetseiten, die sich mit Forschung zum Thema Demenz beschäftigen. Die Neuigkeiten kön-

nen dabei in plakativen Überschriften präsentiert werden: z. B. „Freunde stärken das Gedächtnis", „Kaffee schützt Ihr Gehirn", „Gänseleber verursacht Demenz". Optimal ist es auch, den Teilnehmern ein Handout mit diesen Themen zu erstellen.

Vorgehen
Die einzelnen Überschriften werden auf ein Flipchart notiert und dann der Inhalt kurz vorgetragen, z. B.:
— Freunde stärken das Gedächtnis
— Kaffee schützt das Gehirn

🕮 Fragen werden beantwortet und es kann diskutiert werden. Die Teilnehmer bekommen auch ein Handout mit den wichtigsten Informationen.

9.2.3   Ausblick auf die nächste Sitzung

Themen		

— Wichtiges für die Zukunft
— Das Zielbild

◘ **Tab. 9.3** Wiederholung der AKTIVA-Inhalte

Sitzung	Thema	Stichworte
2	Demenz	Alzheimer und Demenz, Schutzfaktoren, Risikofaktoren
3	Ziele setzen	SMART-Prinzip, Bilanz ziehen, Einstellung prüfen
4	Aktivitäten	Freizeitaktivitäten, Nonnenstudie
5	Motivation	Intrinsisch, extrinsisch, Selbstmotivation
6	Veränderungen	Veränderungen im Alter, Neurogenese, Merkstrategien

9.3 Materialien

AKTIVA: Aktive kognitive Stimulation – Vorbeugung im Alter

| Material 8.1 | Infobroschüre Teil 8 | Seite 1 |

Infobroschüre Teil 8: Veränderungen

> Der erste Versuch, der erste Schritt ist schon Anfang einer Veränderung.
> (Karin Heinrich)

Wenn Sie zurückblicken und die letzten Monate Revue passieren lassen: Hat sich in Ihrem Leben etwas verändert? Sind Sie „aktiver" geworden? Oder haben Sie sich etwas vorgenommen und es hat nicht geklappt? Sind Sie zufrieden oder ärgern Sie sich über etwas?

Nutzen Sie den Raum und schreiben Sie auf, was Ihnen in der Vergangenheit besonders gut gelungen ist, was Sie noch verbessern möchten und wie Sie dies machen wollen. Durch das Aufschreiben werden Sie sich klarer darüber, worauf Sie schon stolz sein können, woran Sie noch arbeiten müssen, und Sie notieren auch gleich die Lösung für Ihr „Problem". Somit können Sie gleich am nächsten Tag beginnen, dieses aus der Welt zu schaffen…

Wie sieht es in meinem Leben aus?

Darauf bin ich besonders stolz:

_____

_____

Damit bin ich noch nicht zufrieden:

_____

_____

Folgendes will ich versuchen, damit es sich ändert:

_____

_____

Sitzung 9: Auffrischung II

V. Tesky, J. Pantel, *Geistige Fitness erhalten – das AKTIVA-Programm*,
DOI 10.1007/978-3-7091-1446-9_10, © Springer-Verlag Wien 2013

10.1 Überblick

Zielsetzung

Die Teilnehmer sollen erarbeiten, wie man Vorhaben formuliert, und mitteilen, wie sie sich ihre Zukunft (auch bildlich) vorstellen (◨ Tab. 10.1, ◨ Tab. 10.2).

◨ **Tab. 10.1** Übersicht: Sitzung 9

Zeit (min)	Inhalt	Literatur	Sozialform	A/P	Lernziel	Methode	Umsetzung	Material
5	Begrüßung und Vorstellung des Ablaufs		Plenum	P	Struktur, Interesse wecken	Frontale Darbietung, Ansprache	Moderator stellt Tagesordnung und Zielsetzung der Sitzung vor	– FC mit Tagesordnung, Zitat der Woche und Zielsetzung
5	Wiederholung		Plenum	P	Wissensauffrischung	Frontale Darbietung, Ansprache	Moderator wiederholt die Inhalte der letzten Stunde	
15	Formulierung von Vorhaben	Von Münchhausen 2006; Ribul 2003	Kleingruppen, dann Vorstellung im Plenum	A	Argumente parat haben, um sich und andere auf einen aktiveren Lebensweg zu bringen	Partner-/ Gruppenarbeit	Jede Gruppe bespricht ihren Satz und erklärt dann, was daran so nicht richtig ist	– FC – Stifte – Kärtchen mit Sätzen aus Münchhausen 2006 📖
5	Pause			A	Auflockerung			
35	Zielbild malen und besprechen		Einzelarbeit, dann Plenum	A	Was soll sich noch verändern im Leben bzw. was soll bleiben? Eigene Veränderungen auf den Punkt bringen	Austausch	Moderator koordiniert Diskussion	– A3-Blätter – Buntstifte
10	Blitzlicht		Plenum	A				
10	Abschied und Danke! Teilnahmebestätigungen		Plenum	P		Ansprache		– Teilnahmebestätigungen, ▶Material 9.1 (◨ Abb. 10.3) 📖 🌐
85	Ende							
	Verteilen der Infobroschüre				Inhalte der Sitzung vertiefen	Einzelarbeit zu Hause		– Infobroschüre, ▶Material 9.2 (◨ Abb. 10.4) 📖 🌐

A aktive Elemente; *FC* Flipchart; *P* passive Elemente.

◻ Tab. 10.2 Moderatoranweisungen für Sitzung 9

Zeit (min)	Inhalt	Materialien	Moderationsbeispiele
5	Begrüßung und Ablauf vorstellen	– Flipchart – Stifte – Themen der 9. Stunde auf FC schreiben	*Liebe Teilnehmerinnen und Teilnehmer, ich möchte Sie heute zu unserer 9. AKTIVA-Sitzung begrüßen und freue mich, dass Sie wieder alle gekommen sind.* *In der heutigen Sitzung, die eine Auffrischungssitzung ist, möchte ich mit Ihnen Folgendes zusammen bearbeiten:* *1. Wiederholung* *2. Formulierung von Vorhaben* *3. Zielbild* *4. Wochenprotokolle* *5. Urkunde*
5	Wiederholung		*Ich möchte kurz wiederholen, was wir in der letzten Sitzung erarbeitet haben.* Kurzer Vortrag.
15	Formulierung von Vorhaben: Was ist an folgenden Sätzen nicht optimal?	– Sätze aus Münchhausen 2006 auf FC und Kärtchen schreiben 📖	*Sie haben jetzt hier im Rahmen von AKTIVA Anregungen bekommen, was Sie noch tun können, um aktiv Ihre Gesundheit positiv zu beeinflussen. So eine Umstellung ist nicht immer leicht, und oft muss man sich am Anfang dazu zwingen. Auch die Art und Weise, wie man ein Vorhaben oder Ziel formuliert, kann die Durchführung beeinflussen. Um die Art und Weise, wie man sich etwas vornimmt, geht es jetzt.* *Ich habe jetzt eine Reihe von Aussagen auf Kärtchen aufgeschrieben und möchte, dass Sie sich immer zu zweit oder zu dritt überlegen, was an dieser Aussage nicht optimal ist. Kleiner Tipp: Es geht hier um die Formulierung! Wenn jemand diesen Satz zu Ihnen sagt, was geht Ihnen dann durch den Kopf? Warum ist so ein Satz ungünstig formuliert? Überdenken Sie jeweils diesen Satz und sagen Sie dann der Gruppe, was nicht stimmt oder wie man es besser formulieren sollte.* *Ziel dieser Übung ist, dass Sie ein Gespür dafür entwickeln, wie Sie ein Vorhaben am besten formulieren, damit Sie es auch umsetzen.*
5	Pause		*So, wenn Sie möchten, können wir jetzt eine Pause von 5 Minuten machen. Bitte überziehen Sie die Zeit aber nicht, sonst werden wir nicht pünktlich fertig.*
35	Zielbild malen und besprechen	– Papier – Buntstifte – Zielbildbeispiele	*Heute, sozusagen als letzten Akt, möchte ich, dass Sie ein Zielbild malen. Sie sollen Ihr persönliches Ziel malen, wie Sie sich in einem selbstgewählten Zeitrahmen sehen. Das können 6 Monate oder 1 Jahr oder auch 5 Jahre sein.* *Überlegen Sie, was Sie gerne in Ihrem Leben noch ändern möchten oder was unbedingt so bleiben soll. Beziehen Sie bei Ihren Überlegungen die Aspekte Gesundheit, Freizeit, Familie, Freunde etc. ein.* *Überlegen Sie, ob es ein Ziel gibt, was Sie gerne erreichen möchten. Wollen Sie eine Aktivität aufnehmen oder öfters Freunde besuchen? Wollen Sie eine Reise machen oder sich gesünder ernähren? Wollen Sie mehr Zeit für sich haben? Oder wollen Sie alles genauso erhalten, wie es jetzt ist?* *Malen Sie ein Bild Ihrer Vorstellung. Lassen Sie Ihren Blick in die Zukunft schweifen und malen Sie, was Sie hier gerne sehen möchten. Nutzen Sie Farben, Formen, Metaphern, Analogien, Überschriften, Abkürzungen, Symbole, Verbindungen, um Ihren Zielen ein Bild zu geben. Es geht hier nicht um Raumtiefe und die Malkünste von Leonardo da Vinci, sondern um Ihr Zielbild. Sie können abstrakt malen oder nur einen Aspekt beachten. Ich habe Ihnen auch ein paar Bilder als Beispiel mitgebracht.* *In Ihrem Zielbild soll man sehen, was Sie erreichen wollen und nicht, was Sie verhindern sollen. Denken Sie nur an das Positive.* *Warum Sie Ihr Ziel malen sollen?* Kurzer Vortrag (▶ Abschn. 10.2.). *Wenn Sie fertig sind, können Sie in ein paar Worten Ihr Bild „erklären" und den anderen beschreiben, was Ihr Ziel ist.*
10	Blitzlicht		*Als Abschluss machen wir heute wieder das Blitzlicht. Dazu sagt jeder kurz etwas – wie er sich fühlt, ob es ihm gefallen hat.*

◼ **Tab. 10.2** *(Fortsetzung)* Moderatoranweisungen für Sitzung 9

Zeit (min)	Inhalt	Materialien	Moderationsbeispiele
10	Abschied und Danke! Verteilen der Teilnahmebestätigungen	– Teilnahmebestätigung, ▶ Material 9.1 (◼ Abb. 10.3) 💬 🌐	Hier ist es Ihnen überlassen, welche Worte Sie wählen…
85	Ende		
	Verteilen der Infobroschüre	– Infobroschüre, ▶ Material 9.2 (◼ Abb. 10.4)	*Bitte nehmen Sie sich den 9. Teil der AKTIVA-Infobroschüre mit nach Hause.*

10.2   Themen der Sitzung

Themen	

1. Formulierung von Vorhaben
2. Zielbild
3. Abschied

10.2.1 Formulierung von Vorhaben

Vorgehen

💬 Die im Folgenden aufgeführten Sätze sollten auf Kärtchen, die an die Teilnehmer ausgeteilt werden, vorbereitet sein. Die Teilnehmer sollen in Partnerarbeit überlegen, was daran nicht so gut formuliert wurde und wie man so eine Aussage besser formulieren sollte, damit sich auch etwas ändert. Die Beispielsätze sind entnommen aus „Entrümpeln mit dem inneren Schweinehund" (von Münchhausen 2006).

So nicht! Wie man Vorhaben nicht formulieren sollte

- Ich sollte vielleicht mal wieder etwas unternehmen.
- Ab morgen fange ich an und gehe mal wieder raus.
- Ich will versuchen, aktiver zu sein.
- Ich will mehr Zeit haben, um etwas für mich zu tun.
- Ich müsste mal wieder etwas unternehmen.
- Ab morgen mache ich alles ganz anders.
- Irgendwann werde ich wieder mehr auf mich achten.
- Ich könnte ja mal wieder etwas tun.
- Eigentlich würde mir etwas Aktivität ganz gut tun.

- Ich denke manchmal darüber nach, etwas zu ändern.

Folgende Formulierungen wären günstiger und dienen eher dazu, auch wirklich etwas umzusetzen:

- Ich werde morgen ins Museum gehen und suche mir heute schon die Ausstellung aus, die ich besuchen möchte.
- Ab morgen früh werde ich meine Brötchen jeden Tag frisch beim Bäcker holen und dabei einen kleinen Spazierganz machen – ich fahre **nicht** mit dem Auto!
- Ich will aktiver sein und frage gleich meine Freundin, ob sie Lust hat, dass wir uns einmal pro Woche zum Bridge treffen.
- Ich nehme mir ab jetzt mehr Zeit für mich und werde jeden Tag eine halbe Stunde in Ruhe lesen – immer um 15.00 Uhr.
- Ich muss mehr unternehmen und werde mich gleich morgen bei dieser Ausflugsgruppe anmelden. Da wird immer Tolles angeboten!
- Ab morgen werde ich meine Ernährung umstellen – nicht mehr drei Löffel Zucker in den Kaffee und die Butter lasse ich auch weg.
- Ich möchte mehr auf mich und meine Gesundheit achten und kaufe mir ein Blutdruckmessgerät. Das hat mir mein Arzt schon länger geraten.
- Ich möchte mehr tun und gehe jetzt zu einem kleinen Spaziergang vor die Tür.
- Aktivität tut mir gut und aus diesem Grund will ich jetzt einmal pro Woche schwimmen gehen. Da trifft man auch immer alte Bekannte.
- Ich habe darüber nachgedacht, was ich ändern möchte. Ich möchte endlich den Französischkurs an der Volkshochschule belegen.

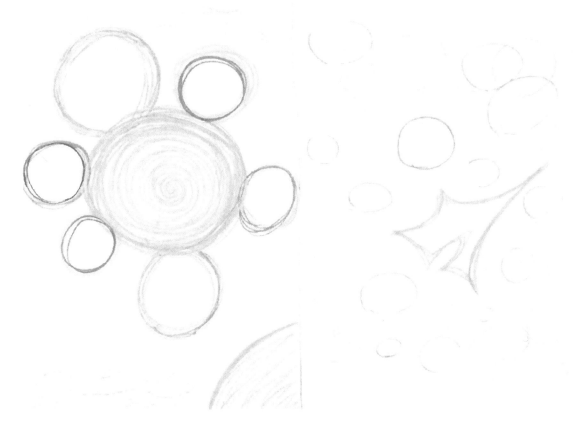

◾ **Abb. 10.1** Zielbild 1

10.2.2 **Das Zielbild**

Vorgehen

Nach der Einführung in die Aufgabe sollte kurz erklärt werden, welchen Sinn das Zielbild innerhalb dieses Trainings hat.

Wenn es darum geht, Ziele zu suchen, zu finden und zu beschreiben, kann es sehr ratsam sein, beide Hirnhälften „mit ins Boot zu holen". Während die hierbei meist genutzte linke Hirnhälfte eher analytisch das Thema zu bearbeiten sucht, würde die rechte Hirnhälfte das Thema ganzheitlich und in Bildern lösen wollen. In dieser Übung sollen nun beide Hirnhälften aktiviert werden, um mögliche Ziele zu finden.

Wie die folgenden Beispiele für Zielbilder zeigen, sind die Gestaltungsmöglichkeiten individuell – lediglich der „Künstler" kann darüber Auskunft geben, was sie darstellen sollen (◾ Abb. 10.1, ◾ Abb. 10.2).

10.2.3 **Abschied**

📖 Sie können Ihren Teilnehmer eine Teilnahmebestätigung am Ende des Programms austeilen, wenn Sie dies möchten. Eine Vorlage hierfür findet sich in ▶ Material 9.1 (◾ Abb. 10.3).

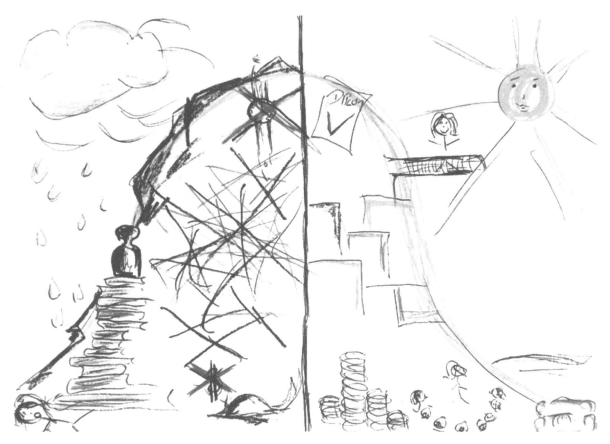

■ **Abb. 10.2** Zielbild 2

10.3 Materialien

AKTIVA: Aktive kognitive Stimulation – Vorbeugung im Alter		
Material 9.1	**Teilnahmebestätigung**	**Seite 1**

Teilnahmebestätigung

Frau / Herr _____

hat als Teilnehmer/in an dem Projekt **AKTIVA** (**A**ktive **k**ognitive **S**timulation – **V**orbeugung im **A**lter) teilgenommen und hierdurch die Fähigkeiten erlangt, einen aktiven und demenzpräventiven Lebensstil auszuüben.
Bleiben Sie AKTIV(A)!

Ich danke Ihnen herzlich für Ihre Mitarbeit!

_____
Unterschrift Übungsleiter/in

AKTIVA: Aktive kognitive Stimulation – Vorbeugung im Alter

Material 9.2	Infobroschüre Teil 9	Seite 1

Infobroschüre Teil 9: Weiterhin alles Gute!

> Mehr als die Vergangenheit interessiert mich die Zukunft, denn in ihr gedenke ich zu leben.
>
> (Albert Einstein)

In der heutigen AKTIVA-Sitzung haben wir uns damit beschäftigt, wie man Vorsätze nicht formulieren sollte. Denken Sie daran, wenn Sie sich wieder einmal etwas vornehmen. Denn nur wenn Sie Ihre Ziele richtig formulieren, können Sie sie auch umsetzen!

- **Ich sollte vielleicht mal wieder etwas unternehmen.**
  Oh je, ein „sollte" und ein „vielleicht" ist so unkonkret, dass daraus bestimmt nichts wird!

- **Ab morgen fange ich an und gehe mal wieder raus.**
  Was heißt denn „mal wieder raus gehen"? Zum Briefkasten? Ohne richtige Festlegung der Aktivität wird sich bestimmt nichts ändern!

- **Ich will versuchen, aktiver zu sein.**
  Wenn Sie nur „versuchen", wollen Sie es wahrscheinlich gar nicht.

- **Ich will mehr Zeit haben, um etwas für mich zu tun.**
  „Mehr Zeit" sagt Ihnen nicht, wie viele Stunden Sie wirklich meinen!

- **Ich müsste mal wieder etwas unternehmen.**
  Die Formulierungen „müsste mal" und „etwas" lassen jeden Vorsatz im Keim ersticken. Viel zu ungenau!

- **Ab morgen mache ich alles ganz anders.**
  Unter „ganz anders" kann man sich nichts vorstellen. Da denkt man doch sofort an Überforderung und lässt es lieber sein.

- **Irgendwann werde ich wieder mehr auf mich achten.**
  Wann ist „irgendwann" und was verstehen Sie unter „auf sich achten"? Immer Socken anziehen, die zueinander passen?

- **Ich könnte ja mal wieder etwas tun.**
  Wer sowas sagt, denkt nicht wirklich daran, etwas zu ändern!

- **Eigentlich würde mir etwas Aktivität ganz gut tun.**
  Hier wartet man doch schon auf das große „Aber…".

- **Ich denke manchmal darüber nach, etwas zu ändern.**
  Darüber nachdenken hilft nichts, es müssen Taten folgen!

Anhang

V. Tesky, J. Pantel, *Geistige Fitness erhalten – das AKTIVA-Programm*,
DOI 10.1007/978-3-7091-1446-9, © Springer-Verlag Wien 2013

Literatur

Baltes PB (1987) Theoretical propositions of life-span developmental psychology: On the dynamics between growth and decline. Developmental Psychology 23(5):611–626

Bickel H. (2001). Demenz im höheren Lebensalter: Schätzungen des Vorkommens und der Versorgungskosten. *Zeitschrift für Gerontologie und Geriatrie, 34,* 108–115.

Birkenbihl M (2011) Train the Trainer, 17. Aufl. Moderne Industrie-Wirtschaftsbuch, München

Christiani A (1997) Weck den Sieger in dir! In 7 Schritten zu dauerhafter Selbstmotivation. Gabler, Wiesbaden

Cattell RB (1971) Abilities: Their structure, growth, and action. Houghton Mifflin, Boston, MA

Deutsche Gesellschaft für Allgemeinmedizin und Familienmedizin (DEGAM) (2008). *Demenz: DEGAM Leitlinie Nr. 12.* Düsseldorf: Omikron.

Deutsche Gesellschaft für Psychiatrie Psychotherapie und Nervenheilkunde (DGPPN) & Deutsche Gesellschaft für Neurologie (Hrsg.) (2010). *Diagnose- und Behandlungsleitlinie Demenz (Interdisziplinäre S3-Praxisleitlinien).* Berlin: Springer.

Eckford L, Lambert A (2004) Helle Tage, dunkle Tage. Älter werden ohne Ängste. mvg, Frankfurt am Main

Essers V (1999) Henri Matisse 1869–1954. Meister der Farbe. Taschen, Köln

Falkenstein M, Sommer S (2006) Von wegen altes Eisen. Gehirn & Geist 3:14–21

Feil N (2010) Validation in Anwendung und Beispielen: Der Umgang mit verwirrten alten Menschen, 6. Aufl. Reinhardt, München

Fischer-Epe M, Epe C (2006) Stark im Beruf – erfolgreich im Leben. Persönliche Entwicklung und Selbst-Coaching, 2. Aufl. Rowohlt, Reinbek

Förstl H (2009) Was ist Demenz. In: Förstl H (Hrsg) Demenzen in Theorie und Praxis, 2. Aufl. Springer, Berlin, S 3–7

Förstl H (2011) Demenzen in Theorie und Praxis. Springer, Berlin

Förstl H, Kurz A, Hartmann T (2009) Alzheimer-Demenz. In: Förstl H (Hrsg) Demenzen in Theorie und Praxis, 2. Aufl. Springer, Berlin, S 43–63

Glaschke S (2004) Das Froschprinzip. So verwandeln Sie Ihre Ideen in greifbare Erfolge. Hugendubel, München

Goldman C, Mahler R (1995) Es ist nie zu spät für einen neuen Anfang. Heyne, München

Grosenick U (2007) Kubismus. Taschen, Köln

Häcker H, Stapf KH (1998) Dorsch Psychologisches Wörterbuch, 13. Aufl. Huber, Göttingen

Haberstroh J, Pantel J (2011) Kommunikation bei Demenz. TANDEM Trainingsmanual. Springer, Heidelberg

Haberstroh J, Neumeyer K, Schmitz B, Perels F, Pantel J (2006) Kommunikations-TanDem. Entwicklung, Durchführung und Evaluation eines Kommunikations-Trainings für pflegende Angehörige von Demenzpatienten. Zeitschrift für Gerontologie und Geriatrie 39:358–364

Helmchen H, Reischies FM (1998) Normales und pathologisches kognitives Altern. Nervenarzt 69:369–378

Institut für Psychologie: Veränderungen im Alter. Humboldt-Universität, Berlin. http://www3.psychologie.hu-berlin.de/ingpsy/alte Verzeichnisse - Arb1/Lehrveranst/seminar/psych_technik/alte_am_automaten/veränderungen in alter schön.htm. Zugegriffen: 12. November 2012

Kanfer F (1987) Selbstregulation und Verhalten. In: Heckhausen H, Gollwitzer PM, Weinert FE (Hrsg) Jenseits des Rubikon: Der Wille in den Humanwissenschaften. Springer, Berlin, S 286–299

Kehr HM (2002) Souveränes Selbstmanagement. Ein wirksames Konzept zur Förderung von Motivation und Willensstärke. Beltz, Weinheim

Keller S (1999) Motivation zur Verhaltensänderung: Das transtheoretische Modell in Forschung und Praxis. Lambertus, Freiburg

Kellner H (2001) Karrieresprung durch Selbstcoaching. Fragen, die Sie sich stellen sollten, wenn Sie vorankommen wollen. Campus, Frankfurt am Main

Kempermann G (2006) Kopfgeburten. Gehirn & Geist 3:28–32

Krawiec IT (2012) 7 Tipps zur Selbstmotivation. Krawiec Consulting. http://www.train-the-trainer-seminar.de/monatstipps/selbstmotivation.html. Zugegriffen: 16. Oktober 2012

Kubowitsch K (2006) Coaching als Selbstmanagement-Optimierung. Roderer, Regensburg

Kürsteiner P (2004) Gedächtnistraining. Mehr merken mit Mnemotechnik. Redline Wirtschaft bei Ueberreuter, Frankfurt

Landmann M (2005) Selbstregulation, Selbstwirksamkeit und berufliche Zielerreichung. Entwicklung, Durchführung und Evaluation eines Trainingsprogramms mit Tagebuch zur Unterstützung des Self-Monitoring. Shaker, Aachen

Montgomery E (1992) Georgia O'Keefe. Bison, London

von Münchhausen M (2006) Entrümpeln mit dem inneren Schweinehund. Gräfe & Unzer, München

Pantel J (2009) Geistig fit in jedem Alter: Wie man mit der AKTIVA-Methode Demenz vorbeugen kann. Beltz, Weinheim

Perels F, Schmitz B, van de Loo K (2007) Training für Unterricht – Training im Unterricht. Moderne Methoden machen Schule. Vandenhoeck & Ruprecht, Göttingen

Perels F, van de Loo K, Schmitz B (2008) Trainer trainieren. Seminare effektiv gestalten. Kohlhammer, Stuttgart

Renner RG (1999) Edward Hopper 1882–1967: Transformation des Realen. Taschen, Köln

Ribul M (2003) Entscheide dich jetzt! Erfolg ist lernbar. Linde, Wien

Rheinberg F (2006) Motivation. Kohlhammer, Stuttgart

Romero, B (2004) Selbsterhaltungstherapie: Konzept, klinische Praxis und bisherige Ergebnisse. GeroPsych, *17*(2), 119–134.

Sánchez JL, Rodriguez M, Carro J (2002) Influence of cognitive reserve on neuropsychological functioning in Parkinson's disease. Acta Neuropsychiatrica 14:207–215

Schall A (2012) Zeitreihenanalyse musiktherapeutischer Effekte bei fortgeschrittener Demenz. Logos, Berlin

Schmidt T (2007) Kommunikationstrainings erfolgreich leiten. managerSeminare, Bonn

Schröder J, Pantel J (2010) Die leichte kognitive Beeinträchtigung. Schattauer, Stuttgart

Snowdon DA (2003) Healthy aging and dementia: Findings from the nun study. Annals of Internal Medicine 139:450–454

Snowdon DA, Greiner LH, Markesbery WR (2000) Linguistic ability in early life and the neuropathology of Alzheimer's disease and cerebrovascular disease. Findings from the nun study. Annals of the New York Acadamy of Sciences 903:34–38

Stern Y (2006) Cognitive reserve and Alzheimer disease. Alzheimer Disease and Associated Disorders 20:69–74

Stern Y (2009) Cognitive reserve. Neuropsychologia 47:2015–2028

Stroß R (2001) Selbstveränderung. Ressourcen, Modelle, Methoden. Lang, Frankfurt am Main

Tesky VA (2010) Entwicklung, Durchführung und Evaluation eines Interventionsprogramms zur aktiven kognitiven Stimulation im Alter (AKTIVA). Logos, Berlin

Verghese J, Lipton RB, Katz MJ et al (2003) Leisure activities and the risk of dementia in the elderly. New England Journal of Medicine 348:2508–2516

Verghese J, LeValley A, Derby C et al (2006) Leisure activities and the risk of amnestic mild cognitive impairment in the elderly. Neurology 66:821–827

Walther LF (1990) Pablo Picasso. 1881–1973. Das Genie des Jahrhunderts. Taschen, Köln

Walther LF, Metzger R (2001) Van Gogh. Sämtliche Gemälde in einem Band. Taschen, Köln

Wang H-X, Karp A, Winblad B, Fratiglioni L (2002) Late-life engagement in social and leisure activities is associated with a decreased risk of dementia: A longitudinal study from the Kungsholmen project. American Journal of Epidemiology 155:1081–1087

Weil, A. (2006) *Gesund älter werden*. Berlin: Berlin.

Wilson RS, Barnes LL, Mendes de Leon CF, Aggarwal NT, Schneider JS, Bachet J., Bennett DA (2002a) Depressive symptoms, cognitive decline, and risk of AD in older persons. Neurology, 59, 364–370.

Wilson RS, Bennett DA, Bienias JL, Aggarwal NT, Mendes de Leon CF, Morris MC, Evans DA (2002b) Cognitive activity and incident AD in a population-based sample of older persons. Neurology, 59, 1910–1914.

Wilson RS, Evans DA, Bienias JL, Mendes de Leon CF, Schneider JA, Bennett DA (2003) Proneness to psychological distress is associated with risk of Alzheimer's disease. Neurology, 61, 1479–1485.

Wilson RS, Krueger KR, Arnold SE et al (2007) Loneliness and risk of Alzheimer disease. Archives of General Psychiatry 64:234–240

Wilson RS, Scherr PA, Schneider JA, Tang Y, Bennett DA (2007) The relation of cognitive activity to risk of developing Alzheimer's disease. Neurology 69:1–10

Wilson RS, Schneider JA, Boyle PA, Arnold E, Tang Y, Bennett DA (2007) Chronic distress and incidence of mild cognitive impairment. Neurology 68:2058–2092

Zimbardo PG, Gerrig RJ (2008) Psychologie. Pearson Studium, München

Stichwortverzeichnis

Printed in the United States
By Bookmasters